先天性心脏病外科治疗
中国专家共识

主　编　李守军

主　审　张　浩　孙国成

执行主编　邢　超

副主编　陈欣欣　董念国　陈会文

编　委　(按姓氏音序排列)

安　琪　曹　华　岑坚正　陈　瑞　陈寄梅　陈良万　崔虎军

丁以群　杜心灵　范太兵　顾海涛　花中东　黄　鹏　贾　兵

李　炘　李建华　李晓峰　赁　可　罗　毅　马　凯　明　腾

莫绪明　彭　卫　彭帮田　芮　璐　舒　强　王辉山　文　平

吴忠仕　邢泉生　闫　军　杨克明　杨一峰　张　辉　张本青

张海波　张近宝　张泽伟　郑景浩　周　诚　祝忠群

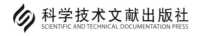

科学技术文献出版社
SCIENTIFIC AND TECHNICAL DOCUMENTATION PRESS

·北京·

图书在版编目（CIP）数据

先天性心脏病外科治疗中国专家共识 / 李守军主编. —北京：科学技术文献出版社，
2022.11

ISBN 978-7-5189-9588-2

Ⅰ.①先… Ⅱ.①李… Ⅲ.①先天性心脏病—心脏外科手术 Ⅳ.① R654.2

中国版本图书馆 CIP 数据核字（2022）第 172807 号

先天性心脏病外科治疗中国专家共识

| 策划编辑：孔荣华 | 责任编辑：胡 丹 | 责任校对：张吲哚 | 责任出版：张志平 |

出　版　者　科学技术文献出版社

地　　　址　北京市复兴路15号　邮编　100038

编　务　部　（010）58882938，58882087（传真）

发　行　部　（010）58882868，58882870（传真）

邮　购　部　（010）58882873

官　方　网　址　www.stdp.com.cn

发　行　者　科学技术文献出版社发行　全国各地新华书店经销

印　刷　者　北京地大彩印有限公司

版　　　次　2022 年 11 月第 1 版　2022 年 11 月第 1 次印刷

开　　　本　787×1092　1/16

字　　　数　163千

印　　　张　8

书　　　号　ISBN 978-7-5189-9588-2

定　　　价　88.00元

《先天性心脏病外科治疗中国专家共识》
编委名单及单位

主　编

李守军　　　中国医学科学院阜外医院

主　审

张　浩　　　上海交通大学医学院附属上海儿童医学中心
孙国成　　　空军军医大学西京医院

执行主编

邢　超　　　中国医学科学院阜外医院

副主编

陈欣欣　　　广州市妇女儿童医疗中心
董念国　　　华中科技大学同济医学院附属协和医院
陈会文　　　上海交通大学医学院附属上海儿童医学中心

编委（按姓氏音序排列）

安　琪　　　四川大学华西医院
曹　华　　　福建省妇幼保健院
岑坚正　　　广东省人民医院
陈　瑞　　　青岛市妇女儿童医院
陈寄梅　　　广东省人民医院
陈良万　　　福建医科大学附属协和医院
崔虎军　　　广东省人民医院
丁以群　　　深圳市儿童医院
杜心灵　　　华中科技大学同济医学院附属协和医院
范太兵　　　阜外华中心血管病医院

顾海涛	江苏省人民医院
花中东	中国医学科学院阜外医院
黄　鹏	湖南省儿童医院
贾　兵	复旦大学附属儿科医院
李　炘	苏州大学附属儿童医院
李建华	浙江大学医学院附属儿童医院
李晓峰	首都医科大学附属北京儿童医院
赁　可	四川大学华西医院
罗　毅	首都儿科研究所附属儿童医院
马　凯	中国医学科学院阜外医院
明　腾	江西省儿童医院
莫绪明	南京医科大学附属儿童医院
彭　卫	南京医科大学附属儿童医院
彭帮田	阜外华中心血管病医院
芮　璐	中国医学科学院阜外医院
舒　强	浙江大学医学院附属儿童医院
王辉山	中国人民解放军北部战区总医院
文　平	大连市儿童医院
吴忠仕	中南大学湘雅二医院
邢泉生	青岛市妇女儿童医院
闫　军	中国医学科学院阜外医院
杨克明	中国医学科学院阜外医院
杨一峰	中南大学湘雅二医院
张　辉	首都儿科研究所附属儿童医院
张本青	中国医学科学院阜外医院
张海波	上海交通大学医学院附属上海儿童医学中心
张近宝	中国人民解放军西部战区总医院
张泽伟	浙江大学医学院附属儿童医院
郑景浩	上海交通大学医学院附属上海儿童医学中心
周　诚	华中科技大学同济医学院附属协和医院
祝忠群	上海交通大学医学院附属上海儿童医学中心

序

胡盛寿

　　中国是一个人口大国，同时也拥有全球数量最为庞大的出生缺陷患者群体，《中国出生缺陷防治报告2012》数据显示，我国出生缺陷总发生率约为5.6%，每年新增出生缺陷数约90万例，先天性心脏病是我国最常见的出生缺陷，每年新增的先天性心脏病患儿超过13万例。然而我国每年完成的先天性心脏病外科手术仅在7万例左右，有近半数患者未接受治疗。同时随着诊疗技术的不断提高，90%以上的先天性心脏病患者有望存活到成年，其中需要接受二次手术及多次手术的患者群体也在不断增加，累积的潜在需要治疗的先天性心脏病患者数量巨大。如今先天性心脏病已成为我国5岁以下儿童发育异常的主要死因，每年新发先天性心脏病生命周期的总经济负担超过126亿元。

　　受限于我国基层卫生服务能力的不足，先天性心脏病的早期诊断率较为低下，尤其在广大农村地区，诊断主要依靠出生后进行的检查，部分患儿的诊断甚至需要依靠"家长发现"。如今部分发达地区胎儿期诊断率已达到接近国际先进水平的90%，但随之而来的是对先天性心脏病胎儿进行过度筛选，导致许多可治愈的先天性心脏病胎儿夭折。如何把需要救治的患者及时识别并送诊已成为目前先天性心脏病救治工作的一大挑战。受到经济水平及学科发展不平衡的影响，我国经济不发达地区先天性心脏病患者延迟就诊问题突出，患者就诊时往往合并严重的继发心肺功能改变，针对这部分患者的诊疗，国际上缺少成熟经验可以借鉴，需要形成中国经验和中国方案。

我国地区间先天性心脏病外科的发展状况差异巨大，从医疗救治能力上看，呈现显著的两极分化，目前我国常规开展先天性心脏病外科手术的单位已经接近700家，但能常规开展复杂先天性心脏病手术治疗的单位却严重不足。同时与国际复杂先天性心脏病诊疗水平相比，少数国内大型医学中心诊疗水平已向国际先进水平看齐，以大动脉调转手术为例，国内一流先天性心脏病中心报告的院内死亡率已降低至3%左右，与美国、澳大利亚顶尖医学中心相差无几。而与之相对的是我国目前绝大多数的医院都不具备开展重症复杂先天性心脏病手术的条件。

　　受限于先天性心脏病产前诊断能力的不足，我国有着庞大的延迟就诊人群，心室退化、肺动脉高压、丰富侧支循环的形成、肺血管发育不良等情况十分常见。与欧美国家早期诊断早期治疗的患者相比，这些患者很难接受一期根治手术而往往需要多次分期手术完成。此外，由于许多复杂先天性心脏病患者可在生活质量低下、发育迟缓的情况下生存数年。既往直接基于欧美指南单纯考虑根据患者年龄进行治疗决策并未取得良好的治疗结局，以大动脉转位合并室间隔缺损及肺动脉瓣狭窄行双根部调转手术治疗为例，目前国际上认为年龄在6个月以上就是手术适应证，但在实际治疗中部分低体重患儿围手术期总是困难重重，随时面临生命危险，中国专家在考虑患儿年龄的基础上，更考虑患儿的体重及发育情况，对年龄足够但体重不足的患儿选择先行姑息手术，等待患儿发育情况改善后再行根治手术，取得了更好的结局。

　　针对中国先天性心脏病患者群体的特殊性，国家心血管病专家委员会先天性心脏病专业委员会的专家们针对目前疑难危重的先天性心脏病开展了翔实的循证资料收集及广泛的专家讨论，总结中国经验，历时5年时间完成了《先天性心脏病外科治疗中国专家共识》系列共13篇，为大动脉转位、肺动脉闭锁、单心室等疑难危重的先天性心脏病的诊治给出了更适应患者实际情况的中国方案，为中国先天性心脏病救治体系的建设及诊疗水平的提升提供了重要的理论支撑。

为解决我国医疗事业发展不平衡这一困局，国家提出了缩小地区间差异，实现医疗"同质化"这一发展目标。以各国家级医学中心为依托建设区域医疗中心及医联体，提高区域医疗服务能力。小儿心脏内科及心脏外科是我国临床专业中普及程度最差的学科之一，是缩小区域间医疗水平差异的重点攻坚对象。《先天性心脏病外科治疗中国专家共识》系列著作的出版，为建设更多区域性先天性心脏病诊疗中心和质控中心提供了理论依据和行动上的规范指南。需要指出的是对专家共识的解读及推广应用将是未来一段时期需要扎实努力推进的一项非常有意义的工作，期待业界同仁以《先天性心脏病外科治疗中国专家共识》为基础，在先天性心脏病的诊疗体系建设上下功夫，打通产前诊断与早期治疗的通道，与儿科、妇产科及超声影像科等学科专家通力合作，探索建设更符合中国患者的诊治体系，在最佳时间为患者提供最优治疗，切实提高我国先天性心脏病诊治水平。

注：本《序》来源于《中国胸心血管外科临床杂志》2021年1月第28卷第1期。

目　录

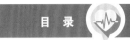

先天性心脏病外科治疗中国专家共识（一）：大动脉调转术应用

【关键词】 外科治疗；先天性心脏病；大动脉调转术

大动脉调转术（arterial switch operation，ASO）是通过两大动脉位置相互调换和冠状动脉移栽（coronary transfer），主动脉重新连接至左心室，肺动脉连接至右心室，从而使心室与大动脉正常连接，是大动脉转位（transposition of the greatarteries，TGA）的首选术式，也可应用于部分心室大动脉连接异常先天性心脏病（简称"先心病"），如心室双出口等疾病中的某些特殊类型。

1954 年 Mustard 报道 ASO 治疗 7 例 TGA 患者，无存活；1975 年 Jatene 取得突破性进展，为 1 例 TGA 合并室间隔缺损的婴儿成功实施 ASO（Jatene 操作），Yacoub 随后也有成功案例报道；1981 年 Lecompte 等提出将肺动脉分叉置于新建升主动脉前方，直接吻合两个大动脉从而避免植入管道，成为 ASO 发展史上的重要技术改进。ASO 在中国起步较晚，但发展迅速，目前已成为各大先心病中心常规术式，并取得良好的中远期效果。但临床上对其手术时机、手术方式等尚存争议。因此，自 2015 年起我们先后 5 次召集全国小儿心脏外科及相关专家开会讨论，着手制定了本专家共识，以进一步规范和推广 ASO 手术。

1 方法与证据

本共识采用国际通用的 Delphi 程序，检索 Medline、Cochrane Library、万方数据库及 NCCN 指南等，回顾性分析 1978 年 1 月至 2019 年 2 月关于 ASO 的文献，通过专家讨论结果筛选存在争议的调查项目，根据文献提供的循证资料和专家讨论意见，最终形成以下共识。

共识采用的推荐级别：Ⅰ类，已证实和（或）一致公认有效，专家组有统一认识；Ⅱa 类，有关证据或观点倾向于有用或有效，应用这些操作或治疗是合理的，专家组有小争议；Ⅱb 类，有关证据 / 观点尚不能被充分证明有用或有效，但可以考虑使用，专家组有一定争议；Ⅲ类，已证实和（或）公认无用或无效，不推荐使用。

共识采用的证据水平：A. 数据来源于多中心随机对照试验或 Meta 分析或大型注册数据库；B. 数据来源于单个随机对照试

通讯作者：董念国（E-mail：dongnianguo@hotmail.com）、李守军（Email：drlishoujunfw@163.com）代表国家心血管病专家委员会先天性心脏病专业委员会
主笔专家：华中科技大学同济医学院附属协和医院 董念国、周诚、苏伟、张巧、郭超
审稿专家：浙江大学医学院附属儿童医院 张泽伟
         四川大学华西医院 贳可

验或非随机研究；C. 数据仅来源于专家共识或病例报告。

2　ASO 的适应证及手术时机

推荐 1：室间隔完整的大动脉转位（TGA/IVS），手术时间 3 周内（ⅠB）[1-6]，有体外生命支持（extracorporeal life support，ECLS）条件下可放宽至 2 个月（ⅡaB）[7-11]。

推荐 2：合并室间隔缺损的大动脉转位（TGA/VSD）或合并肺动脉瓣下室间隔缺损的右室双出口（Taussig-Bing 畸形），推荐手术时间 2～3 个月（ⅠC）[12-17]，大龄患者（＞6 个月），肺血管阻力（pulmonary vascular resistance，PVR）＞8～10 U/m²，可行姑息性 ASO（不闭合室间隔缺损或室间隔缺损开窗），PVR 6～8 U/m² 实施姑息性或根治性 ASO 有争议（ⅡbC）[12, 18-21]。

推荐 3：既往行心房调转后出现解剖右心室功能不全、三尖瓣反流，如果左心功能良好且二尖瓣无反流，可行肺动脉环缩锻炼左心室后，再行 ASO 解剖矫治（ⅡbC）[12, 22-24]。

推荐 4：TGA 或 Taussig-Bing 畸形合并其他心脏畸形，如心室流出道梗阻、主动脉缩窄、主动脉弓中断、肺静脉异位引流等，通常需行 ASO 同期矫治合并畸形（ⅠC）[12, 25-26]。ASO 还可以作为矫正性大动脉转位（ccTGA）双调转手术的一部分[12]。

推荐 5：TGA/IVS 年龄 3 周以上，出现左心室质量指数＜35 g/m²，超声心动图提示室间隔向左心室偏移，左 / 右心室压力峰值比＜0.6，推荐快速行二期 ASO（ⅠB）。先行肺动脉环缩联合体肺分流或房间隔造口术（ⅠB），左心功能锻炼平均 10 天左右（5 天至 6 周）后再行 ASO。左 / 右心室压力峰值比＞0.85、左心室舒张末期容积达到正常

（90%）、左心室射血分数（left ventricular ejection fraction，LVEF）＞50%、左心室后壁＞4 mm 和左心室质量指数＞50 g/m² 是左心室功能恢复的指标（ⅡaC）[27-36]。

3　完全大动脉转位的冠状动脉分类标准

3.1　Leiden 标准

Leiden 标准是目前最常用的分类标准[36]。假设一个人面向主肺动脉，将观察者右手边冠状动脉窦定义为 1 号窦，左手边定义为 2 号窦。逗号表示分支来源于同一根血管，而分号表示相互独立的起源。其重点描述了冠状动脉起源，涵盖绝大多数冠状动脉起源类型，便于编码统计。但此种分型没有描叙冠状动脉在心外膜的走行 Loop 情况。

3.2　Yacoub 标准

Yacoub 标准将冠状动脉分为 5 型[37]。a 型：正常型；b 型：冠状动脉单一开口；c 型：两个冠状动脉开口在瓣叶交界处相互靠近；d 型：右冠发出回旋支环绕肺动脉；e 型：回旋支从后窦发出环绕肺动脉。Yacoub 分型同时考虑了冠状动脉起源和冠状动脉在心外膜的走行，但是覆盖冠状动脉类型不全面。

3.3　Marie Lannelongue 分型

Marie Lannelongue 分型将冠状动脉分为正常冠状动脉、Looping 冠状动脉、壁内冠状动脉、混合型等 4 型，对手术方式有指导意义。

推荐：既描述冠状动脉起源，又描述冠状动脉走行情况（ⅠC）。

4　冠状动脉移栽要点

4.1　大动脉调转手术的核心

推荐：ASO 的核心是建立无扭曲、无

张力、无受压的冠状动脉移栽（ⅠC）。

（1）探查：用冠状动脉探条探明冠状动脉主干和各主要分支的方向，确认有无合并冠状动脉变异。

（2）制作冠状动脉纽片（Button）：分别从各主动脉窦邻近主动脉瓣环的位置切下冠状动脉，以便带有一大片冠状动脉开口周围的血管壁组织，这样有利于冠状动脉转移缝合重建。

（3）冠状动脉游离：必须充分游离冠状动脉近端，通常不需要离断小分支，但是如确有必要，也可以离断细小的圆锥支，为冠状动脉转移创造更长的距离（ⅠC）。

（4）根部松解：冠状动脉充分游离后，主动脉和肺动脉根部之间进行进一步松解。

（5）确认冠状动脉移栽部位：通常在近左右肺动脉分叉前切断肺动脉主干，将已游离的冠状动脉纽片适当旋转贴附在准备接受冠状动脉转移的肺动脉面向窦侧方，避免冠状动脉扭折或存在张力，确认冠状动脉移栽部位。

（6）开口及吻合：根据冠状动脉纽片大小，在新主动脉目标位置开口。常采用"1"字型切口或"U"字形切除部分动脉壁，也可在动脉壁以打洞器打孔（通常选择4 mm直径）后进行吻合，这些方法并无优劣之分[38-39]。多采用7/0或8/0 Prolene缝线连续缝合。此外，通过活门技术（Trap-door）（ⅡaC）可以减少冠状动脉近段旋转幅度；飘窗技术（Bay window）[40]，采用心包建立"风帽"样技术（pericardial hoods）[41-42]等冠状动脉纽片扩大及延长术可降低冠状动脉吻合张力。

在冠状动脉移栽过程中，对于不太确定冠状动脉吻合口位置时，尽量提高吻合口位置，避免冠状动脉褶曲。主动脉根部

打孔时，为了避免损伤主动脉瓣，可以先吻合主动脉，短暂开放阻断钳再打孔。

4.2 特殊情况的冠状动脉移栽

推荐：理论上所有形式的冠状动脉都可以移栽[43]，但特殊冠状动脉走行仍然是手术死亡危险因素[44-46]，因此需要个体化的外科技术来避免冠状动脉扭曲和张力[6]（Ⅰb）。

4.2.1 壁内型冠状动脉的处理
壁内型冠状动脉是指部分冠状动脉走行于主动脉壁内，与主动脉外膜无法分开。最常见情况是两个冠状动脉从同一个冠状动脉窦发出，通常右冠开口于窦部中央，左冠起源于右冠开口与后交界之间的位置。

（1）当两个冠状动脉开口位于同一瓣窦时，要警惕壁内走行的冠状动脉，冠状动脉探查十分重要。

（2）为了切取足够大的Button，可能需将瓣交界从动脉壁上松解下来。

（3）壁内型冠状动脉必须去顶[47-48]（ⅠC）。冠状动脉开口常呈裂隙状，朝远端剪开主动脉和冠状动脉的共用管壁，理论上剪到正常位置，如累及瓣交界，去顶后需要修复交界。

（4）几乎所有的壁内走行冠状动脉都可以切取两个Button单独移植。

（5）为了防止壁内段冠状动脉扭曲，可采用活门技术。

4.2.2 单一冠状动脉开口的处理
单一冠状动脉开口通常是两个冠状动脉开口紧靠着发出，或是一个真正意义的单一开口（Yacoub B型）。根据前后Loop的特点，应充分游离，必要时牺牲小的冠状动脉分支。张力仍高时，可采用以下技术。

（1）Yacoub技术[37]：游离单一冠状动脉纽片，向上旋转90度，纽片顶端作为底

边与动脉壁吻合，用自体心包片或远端主动脉壁构建一"风帽"样结构。

（2）肺动脉内隧道技术[49]：在两大动脉彼此的接触点上开孔，构建主肺动脉窗，原主动脉内用补片构建主肺动脉窗至冠状动脉开口的隧道。

（3）IMAI 技术[50]：单冠开口保留原位，将单冠开口上缘主动脉组织切除，将冠状动脉开口上缘与对侧的主肺动脉壁吻合建立交通，切取无冠窦半月形主动脉壁片或心包补片与冠状动脉开口下方吻合，建立一"风帽"样结构。将补片上缘作为近端新主动脉壁一部分。

（4）原肺动脉根部翻转片技术[51]：现已很少采用。

4.2.3 冠状动脉起源于非面向窦

冠状动脉起源于非面向窦，特别大动脉完全呈侧侧位时冠状动脉移栽极具有挑战性。需要个体化采用充分游离冠状动脉、活门技术、甚至心包管道延长技术等。

4.2.4 Yacoub D 型冠状动脉分布

回旋支起源于右冠且从肺动脉后方绕行（后 Loop），右冠的吻合口位置更高，甚至超过大血管吻合线水平[6]（ⅠC）。

5 ASO 合并室间隔缺损的处理

（1）完全性大动脉转位合并膜周部室间隔缺损，无论巨大室间隔缺损还是小的限制性室间隔缺损，经右心房切口均可以满意修补。通常予 Prolene 缝线连续缝合心包补片或 Dacron 补片，注意避免损伤心脏传导系统，同时强调注意保护三尖瓣[52-53]。

（2）右室双出口合并肺动脉瓣下室间隔缺损（Taussig-Bing 畸形）或对位异常的大室间隔缺损，通常可以经右心房切口修

补。暴露困难的可以经右心房和肺动脉联合切口进行修补，强调设计好补片的大小、形状，保证肺动脉瓣下左心室流出道通畅（ⅠC）；同时注意保护肺动脉瓣（新主动脉瓣）的功能[53-56]。经右心室流出道切口进行室间隔缺损修补[57]，一般不建议采用[53]。

（3）年龄较大合并重度肺动脉高压患者，肺阻力＞8 Wood·U，建议室间隔缺损补片中央开窗（ⅡaC），术后根据分流情况再行二期封堵[18, 57]。

6 主动脉重建

（1）如果原肺动脉扩张，主动脉与肺动脉不匹配，通常在窦管交界水平行新主动脉壁折叠，先 5/0 聚丙烯缝线带垫片以水平褥式缝合，再以连续缝合方法消灭血管壁间腔隙，目标是使新主动脉窦管交界直径与瓣环直径之比达到 0.8~1.0[58-59]（ⅠC）。

（2）对于主动脉偏长的情况，可以适当环形剪除部分主动脉壁，防止吻合后对前方的肺动脉造成压迫。

7 肺动脉重建

（1）肺动脉重建之前充分游离左、右肺动脉。切除冠状动脉纽片后的 2 个主动脉窦壁缺如，多应用裤状自体心包片或牛心包进行重建（ⅡaC），注意心包片上针距略大于瓣环上针距，可使缝合完成后窦壁略膨出。部分心包可以作为肺动脉重建的材料。

（2）也可不用心包补片，应用肺动脉远端直接下拉吻合到近端的方法，需要远端更加充分的游离，吻合口张力可能偏高，容易造成吻合后壁出血，该方法较少用（ⅡbC）。

8 Lecompte 操作

（1）大动脉侧侧位时，ASO 是否采用 Lecompte 操作要根据两大血管相对位置、直径，移栽的冠状动脉位置和走行的具体情况而定（IIaC）。

（2）如果采用 Lecompte 操作，肺动脉在主动脉右侧，重建后的肺动脉左方可能压迫右冠状动脉；一般均要将远端肺动脉切口向右侧肺动脉延伸，左侧肺动脉切口部分缝合。

（3）如果采用主动脉和肺动脉不换位的方法，肺动脉仍在主动脉后方，最大的顾虑是充盈的肺动脉压迫走行在其后方的冠状动脉，此时应通过调整远端肺动脉吻合口位置避免压迫冠状动脉。

9 手术中相关问题处理

（1）如出现停机困难和低心排血量，应首先考虑冠状动脉缺血。探查冠状动脉有无扭曲、牵拉、肺动脉压迫等，如确认冠状动脉供血不足，需果断再次转机相应处理（IC）。

（2）术中常规安置临时起搏器，避免心率减慢时心脏过度充盈压迫冠状动脉。

（3）新生儿术中可考虑预防性安置腹透管，便于术后及时腹透治疗。

10 延迟关胸

出现下列情况可积极考虑延迟关胸（IC）：①试行合拢胸骨后出现血压明显下降、静脉压升高；②需要应用大剂量血管活性药物维持循环；③术中出现渗漏综合征。

通常 2～3 天后心肌水肿减退，凝血功能正常，此时再行关胸。

11 并发症的防治

ASO 的远期并发症包括重建大血管的解剖性狭窄、新主动脉瓣关闭不全和冠状动脉功能障碍[60]。这些并发症随着时间延长，发生率逐渐增加、病情逐渐加重，所有 ASO 术后患者需长期随访，部分患者需再次手术干预。

11.1 肺动脉狭窄

肺动脉狭窄是 ASO 术后最常见的并发症，也是导致 ASO 术后再手术的最主要原因[61-62]。肺动脉狭窄发生率约为 2%～50%，狭窄可以发生在主肺动脉到左、右肺动脉的各个节段[63]。

（1）患者相关高危因素[60-61]：①低龄、低体重；②异常的冠状动脉分布；③大动脉侧侧排列；④合并室间隔缺损；⑤术后体重快速增长；⑥左肺动脉残留的动脉导管未闭（PDA）组织。

（2）手术相关高危因素[60]：①重建肺动脉心包组织的牵拉、扭曲，远期收缩钙化；②心包补片种类的选择；③缝合致吻合口张力及收拢效应；④未行 Lecompte 操作；⑤左右肺动脉远端游离不够充分或解剖形态不佳时，行 Lecompte 操作；⑥新主动脉过长压迫肺动脉；⑦前期行 Banding 术；⑧术者的手术经验。

（3）预防措施[64]：①施行 Lecompte 操作；②充分游离肺动脉及其左右分支；③新建主动脉不宜过长；④可以不应用补片材料，如需应用，尽量选择自体心包片。

（4）再手术指征：ASO 术后再狭窄的手术指征为超声评估肺动脉峰值压差高于 50 mmHg。

（5）手术方式[65]：①球囊扩张；②支架植入；③血管补片加宽。

11.2　主动脉瓣反流

ASO 术后主动脉瓣反流是最常见的左心系统相关并发症，发生率约为 7%～30%，发生率及严重程度随着随访时间延长而增加，约 1% 患者需再次手术干预[66-67]。

（1）高危因素[66-68]：①手术时年龄偏大；②合并室间隔缺损、主动脉弓缩窄等；③前期 Banding 术，导致肺动脉根部扩张；④主、肺动脉不匹配；⑤冠状动脉畸形；⑥术前及术后早期肺动脉瓣反流；⑦新主动脉弓成角[69]；⑧术后新主动脉根部持续扩张[68]；⑨新主动脉近远端生长速度不匹配。

（2）预防措施[70]：新主动脉成形时，建立良好的主动脉窦部及窦管交界形态，使得窦管交界直径/瓣环直径比例接近 0.8～1.0。

（3）再手术指征：ASO 术后新主动脉瓣反流的手术指征与主动脉瓣反流手术指征类似，但需再手术的时机目前尚无共识，参考指标如下：①主动脉瓣中重度反流并伴有临床表现；② LVEF < 50% 或左室收缩/舒张末期容积明显增加；③主动脉根部扩张 Z 值≥ 3。

应注意的是，主动脉瓣的反流程度并非再手术的唯一指征，而需综合考虑上述因素。

（4）手术方式：新主动脉瓣反流再手术方式，视患者病情及术者的临床经验决定，主要有[71]：①主动脉瓣置换；②主动脉瓣成形；③ Bentall 术或 David 术。

11.3　冠状动脉功能异常

ASO 术后冠状动脉异常发生率为 3.0%～11.3%，常见临床表现为心律失常、心绞痛、心功能不全、猝死等[72]。89% 的冠状动脉事件发生在 ASO 术后 3 个月内，但中远期随访仍会发现新增的冠状动脉病变。此外，部分无临床症状的患者，会在经历心脏事件后才发现冠状动脉问题。因此，对于高危患者需在术后随访时反复评估冠状动脉功能[73]。

（1）高危因素：①冠状动脉畸形，如 Yacoub B 或 C 型冠状动脉/壁内走行冠状动脉；②大动脉排列位置，重建肺动脉对冠状动脉的压迫；③不当的冠状动脉移植操作，导致冠状动脉扭曲、牵拉；④过度使用外源性凝血物质压迫。

（2）检查方式[72]：①冠状动脉造影；②多层螺旋 CT；③必要时结合磁共振成像（MRI）心肌灌注成像。

（3）再手术指征[74]：①术后明确诊断心肌缺血；②没有心肌缺血症状，但明确存在严重的冠状动脉狭窄。

（4）手术方式[74-75]：①开口再次移植；②压迫松解；③冠状动脉移植吻合口的补片成形；④冠状动脉搭桥。

11.4　其他

11.4.1　主动脉瓣上狭窄

ASO 术后远期主动脉瓣上狭窄发生率 0.7%～3.2%，高危因素为术中主肺动脉不匹配，缝线导致组织增生及手术技术不高等。主要的手术方式为狭窄处补片加宽[71]。

11.4.2　术后气管压迫

ASO 术后重建的肺动脉扩张以及新主动脉后移，都可导致气管受压狭窄，严重气管狭窄时需手术解除压迫。临床表现为呼吸困难、反复肺炎、脱机困难，采用多层螺旋 CT、纤维支气管镜等检查可确诊。严重的肺动脉扩张压迫气道，需再手术行肺动脉成形[76]；主动脉后移压迫时，可左侧开胸行主动脉固定术[77]。如果术后长期存在气道狭窄症状，需警惕气管软化。

11.4.3　ASO 术中房间隔、室间隔开窗

对于术前肺高压患者，ASO 术中保留的房间隔、室间隔开窗，术后随访为左向右分流时，可考虑手术关闭造分流口，通常选用介入封堵术。

参考文献

[1] SARRIS G E，CHATZIS A C，GIANNOPOULOS N M，et al. The arterial switch operation in Europe for transposition of the great arteries：a multi- institutional study from the European Congenital Heart Surgeons Association. J Thorac Cardiovasc Surg，2006，132（3）：633-639.

[2] DANFORD D A，HUHTA J C，GUTGESELL H P. Left ventricular wall stress and thickness in complete transposition of the great arteries. Implications for surgical intervention. J Thorac Cardiovasc Surg，1985，89（4）：610-615.

[3] DUNCAN B W，POIRIER N C，MEE R B，et al. Selective timing for the arterial switch operation. Ann Thorac Surg，2004，77（5）：1691- 1696.

[4] NEVVAZHAY T，CHERNOGRIVOV A，BIRYUKOV E，et al. Arterial switch in the first hours of life：no need for Rashkind septostomy? Eur J Cardio-thorac Surg，2012，42（3）：520-503.

[5] CHASOVSKYI K，FEDEVYCH O，VOROBIOVA G，et al. Arterial switch operation in the first hours of life using autologous umbilical cord blood. Ann Thorac Surg，2012，93（5）：1571- 1576.

[6] SARRIS G E，BALMER C，BONOU P，et al. Clinical guidelines for the management of patients with transposition of the great arteries with intact ventricular septum. Eur J Cardio-thorac Surg，2017，51（1）：e1-e32.

[7] DAVIS A M，WILKINSON J L，KARL T R，et al. Transposition of the great arteries with intact ventricular septum. Arterial switch repair in patients 21 days of age or older. J Thorac Cardiovasc Surg，1993，106（1）：111-115.

[8] EDWIN F，MAMORARE H，BRINK J，et al. Primary arterial switch operation for transposition of the great arteries with intact ventricular septum--is it safe after three weeks of age? Interact Cardiovasc Thorac Surg，2010，11（5）：641-644.

[9] FORAN J P，SULLIVAN I D，ELLIOTT M J，et al. Primary arterial switch operation for transposition of the great arteries with intact ventricular septum in infants older than 21 days. J Am Coll Cardiol，1998，31（4）：883-889.

[10] KANG N，DE LEVAL M R，ELLIOTT M，et al. Extending the boundaries of the primary arterial switch operation in patients with transposition of the great arteries and intact ventricular septum. Circulation，2004，110（11 Suppl 1）：I123-I127.

[11] STOICA S，CARPENTER E，CAMPBELL D，et al. Morbidity of the arterial switch operation.Ann Thorac Surg，2012，93（6）：1977- 1983.

[12] STARK J F，DE LEVAL M R，TSANG V T，et al，Chief Editors. Surgery for Congenital Heart Defects. Atrium：John Wiley & Sons Ltd，2006：471-486.

[13] MAVROUDIS C，BACKER C，IDRISS R F，Chief Editors. Pediatric Cardiac Surgery. Atrium：John Wiley & Sons Ltd，2013：492-529.

[14] DODGE-KHATAMI A，MAVROUDIS C，MAVROUDIS CD，et al. Past，present，and future of the arterial switch operation：historical review. Cardiol Young，2012，22（6）：724-731.

[15] HAWORTH S G，RADLEY-SMITH R，YACOUB M. Lung biopsy findings in transposition of the great arteries with ventricular septal defect：potentially reversible pulmonary vasculardisease is not always synonymouswithoperability. J Am Coll Cardiol，1987，9（2）：327-333.

[16] SUBRAMANYAN R. Operability in transposition of great arteries with ventricular septal defect：A difficult question - is the answer really so simple? Ann Pediatr Cardiol，2011，4（1）：45-46.

[17] RAO P S. Consensus on timing of intervention for common congenital heart diseases：part Ⅱ - cyanotic heart defects. Indian JPediatr，2013，80（8）：663-674.

[18] LEI B F，CHEN J M，CEN J Z，et al. Palliative arterial switch for transposition of the great arteries，ventricular septal defect，and pulmonary vascular obstructive disease：midterm outcomes. J Thorac Cardiovasc Surg，2010，140（4）：845-849.

[19] FAN H，HU S，ZHENG Z，et al. Do patients with complete transposition of the great arteries and severe

pulmonary hypertension benefit from an arterial switch operation? AnnThorac Surg，2011，91（1）：181-186.

[20] ELIZARRI A，SOMERVILLE J. Palliative arterial switch for complete transposition with ventricular septal defect. Cardiol Young，1999，9（3）：315-318.

[21] NAKAJIMA Y，MOMMA K，SEGUCHI M，et al. Pulmonary hypertension in patients with complete transposition of the great arteries：midterm results after surgery.Pediatr Cardiol，1996，17（2）：104-107.

[22] DAEBRITZ S H，TIETE A R，SACHWEH J S，et al. Systemic right ventricular failure after atrial switch operation：midterm results of conversion into an arterial switch.Ann Thorac Surg，2001，71（4）：1255-1259.

[23] SHINOKA T，IMAI Y，KUROSAWA H，et al. Successful surgical treatment of severe right ventricular dysfunction after previous Senning operation for TGA（Ⅱ）--arterial switch and take-down of the atrial switch following pulmonary artery banding. Nihon Kyobu Geka Gakkai Zasshi，1988，36（4）：563-568.

[24] VAN SON J A，REDDY V M，SILVERMAN N H，et al. Regression of tricuspid regurgitation after two-stage arterial switch operation for failing systemic ventricle after atrial inversion operation.J Thorac Cardiovasc Surg，1996，111（2）：342-347.

[25] LACOUR-GAYET F. Complexity stratification of the arterial switch operation：a second learning curve. Cardiol Young，2012，22（6）：739-744.

[26] HAZEKAMP M G，GOMEZ A A，KOOLBERGEN D R，et al. Surgery for transposition of the great arteries，ventricular septal defect and left ventricular outflow tract obstruction：European Congenital Heart Surgeons Association multicentre study. Eur J Cardiothorac Surg，2010，38（6）：699-706.

[27] PASCAL C J，HUGGON I，SHARLAND G K，et al. An echocardiographic study of diagnostic accuracy，prediction of surgical approach，and outcome for fetuses diagnosed with discordant ventriculo-arterial connections. Cardiol Young，2007，17（5）：528-534.

[28] NAKAZAWA M，OYAMA K，IMAI Y，et al. Criteria for two-staged arterial switch operation for simple transposition of great arteries.Circulation，1988，78（1）：124-131.

[29] YACOUB M H，RADLEY-SMITH R，MACLAURIN R. Two-stage operation for anatomical correction of transposition of the great arteries with intact interventricular septum. Lancet，1977，1（8025）：1275-1278.

[30] SASAYAMA S，NONOGI H，SAKURAI T，et al. Assessment of cardiac function by left heart catheterization：an analysis of left ventricular pressure-volume（length）loops. J Cardiogr Suppl，1984，（1）：25-34.

[31] SIEVERS H H，LANGE P E，ONNASCH D G，et al. Influence of the two- stage anatomic correction of simple transposition of the great arteries on left ventricular function. Am J Cardiol，1985，56（8）：514-519.

[32] JonasRA，GigliaTM，SandersSP，et al.Rapid，two-stagearterial switch for transposition of the great arteries and intact ventricular septum beyond the neonatal period. Circulation，1989，80（3 Pt 1）：Ⅰ203-Ⅰ208.

[33] LACOUR-GAYETF，PIOT D，ZOGHBI J，etal.Surgical management and indication of left ventricular retraining in arterial switch for transposition of the great arteries with intact ventricular septum. Eur J Cardiothorac Surg，2001，20（4）：824-829.

[34] IYER K S，SHARMA R，KUMAR K，et al. Serial echocardiography for decision making in rapid two-stage arterial switch operation. AnnThorac Surg，1995，60（3）：658-664.

[35] BOUTIN C，JONAS R A，SANDERS S P，et al. Rapid two-stage arterial switch operation. Acquisition of left ventricular mass after pulmonary artery banding in infants with transposition of the great arteries. Circulation，1994，90（3）：1304-1309.

[36] LACOUR-GAYET F，ANDERSON R H. A uniform surgical technique for transfer of both simple and complex patterns of the coronary arteries during the arterial switch procedure. Cardiol Young，2005，15（Suppl 1）：93-101.

[37] YACOUB M H，RADLEY-SMITH R. Anatomy of the coronary arteries in transposition of the great arteries and methods for their transfer in anatomical correction. Thorax，1978，33（4）：418-424.

[38] BOVE E L. Current technique of the arterial switch procedure for transposition of the great arteries. J

Card Surg，1989，4（3）：193-199.

[39] VILLAFAÑE J，LANTIN-HERMOSO M R，BHATT A B，et al. D-transposition of the great arteries：the current era of the arterial switch operation.J Am Coll Cardiol，2014，64（5）：498-511.

[40] YAMAGISHI M，SHUNTOH K，FUJIWARA K，et al. "Bay window" technique for the arterial switch operation of the transposition of the great arteries with complex coronary arteries. Ann Thorac Surg，2003，75（6）：1769-1773.

[41] PARRY A J，THURM M，HANLEY F L. The use of 'pericardial hoods' for maintaining exact coronary artery geometry in the arterial switch operation with complex coronary anatomy. Eur J Cardiothorac Surg，1999，15（2）：159-164.

[42] TIRELI E，KORKUT A K，BASARAN M. Implantation of the coronary arteries after reconstruction of the neoaorta by using pericardial or pulmonary hood techniques. A significant impact on the outcome of arterial switch operations. J Cardiovasc Surg（Torino），2003，44（2）：173-178.

[43] QUAEGEBEUR J M，ROHMER J，OTTENKAMP J，et al. The arterial switch operation. An eight-year experience. J Thorac Cardiovasc Surg，1986，92（3 Pt 1）：361-384.

[44] KHAIRY P，CLAIR M，FERNANDES S M，et al. Cardiovascular outcomes after the arterial switch operation for D-transposition of the great arteries. Circulation，2013，127（3）：331-339.

[45] MAYER J E Jr，SANDERS S P，JONAS R A，et al. Coronary artery pattern and outcome of arterial switch operation for transposition of the great arteries. Circulation，1990，82（5 Suppl）：Ⅳ 139- Ⅳ 145.

[46] PASQUALI S K，HASSELBLAD V，LI J S，et al. Coronary artery patternand outcome of arterial switch operation for transposition of the great arteries：a meta-analysis. Circulation，2002，106（20）：2575-2580.

[47] AASOU T，KARL T R，PAWADE A，et al. Arterial switch：translocation of the intramural coronary artery. Ann Thorac Surg，1994，57（2）：461- 465.

[48] CHEN X，CUI H，CHEN W，et al. Early and mid-term results of the arterial switch operation in patients with intramural coronary artery. Pediatr Cardiol，2015，36（1）：84-88.

[49] AUBERT J，PANNETIER A，COUVELLY J P，et al. Transposition of the great arteries. New technique for anatomical correction. Br Heart J，1978，40（2）：204-208.

[50] KOSHIYAMA H，NAGASHIMA M，MATSUMURA G，et al. Arterial switch operation with and without coronary relocation for intramural coronary arteries. Ann Thorac Surg，2016，102（4）：1353-1359.

[51] MURTHY K S，COELHO R，KULKARNI S，et al. Arterial switch operation with in situ coronary reallocation for transposition of great arteries with single coronary artery. Eur J Cardiothorac Surg，2004，25（2）：246-249.

[52] 汪曾炜，刘维永，张宝仁 . 心脏外科学 . 北京：人民军医出版社，2003：982-1033.

[53] VERGANT M，BARUTEAU A E，HOUYEL L，et al. Late outcomes after arterial switch operation for Taussig-Bing anomaly. J Thorac Cardiovasc Surg，2015，149（4）：1124-1130.

[54] SCHWARZ F，BLASCHCZOK H C，SINZOBAHAMVYA N，et al. The Taussig- Bing anomaly：long-term results. Eur J Cardio-thorac Surg，2013，44（5）：821-827.

[55] HAYES D A，JONES S，QUAEGEBEUR J M，et al. Primary arterial switch operation as a strategy for total correction of Taussig-Bing anomaly：a 21-year experience. Circulation，2013，128（11 Suppl 1）：S 194-S 198.

[56] GABRIEL J，SCHELD H H，TJAN T D，et al. Is the function of all cardiac valves after the arterial switch operation influenced by an associated ventricular septal defect? Cardiol Young，2011，21（4）：383-391.

[57] PIGULA F A. The Taussig-Bing anomaly turns 65：What we have learned in a lifetime. J Thorac Cardiovasc Surg，2015，149（4）：1132- 1133.

[58] 乔爱科，潘友联，董念国 . 窦管交界和窦部直径对主动脉瓣关闭功能影响 . 北京工业大学学报，2014，40（5）：776-780.

[59] 董念国，史嘉玮，乔爱科，等 . 大动脉调转术后主动脉瓣关闭不全的机理研究 . 中国循环杂志，

2013，8（增刊）：206.

[60] VARGO P，MAVROUDIS C，STEWART R D，et al. Late complications following the arterial switch operation. World J Pediatr Congenit Heart Surg，2011，2（1）：37-42.

[61] CLEUZIOU J，VITANOVA K，PABST VON OHAIN J，et al. Incidence and risk factors for right ventricular outflow tract obstruction after the arterial switch operation. Thorac Cardiovasc Surg，2019，67（1）：37-43.

[62] RAJU V，BURKHART H M，DURHAM L A 3rd，et al. Reoperation after arterial switch：a 27-year experience. Ann Thorac Surg，2013，95（6）：2105-2112.

[63] DELMO WALTER E M，MIERA O，NASSERI B，et al. Onset of pulmonary stenosis after arterial switch operation for transposition of great arteries with intact ventricular septum. HSR Proc Intensive Care Cardiovasc Anesth，2011，3（3）：177-187.

[64] JATENE M B，JATENE I B，OLIVEIRA P M，etal.Prevalence and surgical approach of supravalvular pulmonary stenosis after Jatene operation for transposition of great arteries. Arq Bras Cardiol，2008，91（1）：17-24.

[65] MICHALAK K W，MOLL J A，SOBCZAK-BUDLEWSKA K，et al. Reoperations and catheter interventions in patients with transposition of the great arteries after the arterial switch operation. Eur J Cardiothorac Surg，2017，51（1）：34-42.

[66] LO RITO M，FITTIPALDI M，HATHTHOTUWA R，et al. Long-term fate of the aortic valve after an arterial switch operation. J Thorac Cardiovasc Surg，2015，149（4）：1089-1094.

[67] LOSAY J，TOUCHOT A，CAPDEROU A，et al. Aortic valve regurgitation after arterial switch operation for transposition of the great arteries：incidence，risk factors，and outcome. J Am Coll Cardiol，2006，47（10）：2057-2062.

[68] SCHWARTZ M L，GAUVREAU K，dEL NIDO P，et al. Long-term predictorsof aortic root dilation and aortic regurgitation after arterial switch operation. Circulation，2004，110（11 Suppl 1）：I128-I132.

[69] DI SALVO G，BULBUL Z，PERGOLA V，et al. Gothic aortic arch andcardiac mechanics in young patients after arterial switch operation for d-transposition of the great arteries. Int J Cardiol，2017，241：163-167.

[70] GU Z，PAN Y，QIAO A，et al. Numerical simulation of closure performance for neo-aortic valve for arterial switch operation. Biomed Eng Online，2016，15（Suppl 2）：150.

[71] VIDA V L，ZANOTTO L，ZANOTTO L，et al. Left-sided reoperations after arterial switch operation：A European multicenter study. Ann Thorac Surg，2017，104（3）：899-906.

[72] JUNG J C，KWAK J G，KIM E R，et al. Reoperation for coronary artery stenosis after arterial switch operation. Interact Cardiovasc Thorac Surg，2018，27（2）：169-176.

[73] KIRZNER J，PIRMOHAME D A，GINNS J，et al. Long-term management of the arterial switch patient. Curr Cardiol Rep，2018，20（8）：68.

[74] ANGELI E，RAISKY O，BONNET D，et al. Later eoperations after neonatal arterial switch operation for transposition of the great arteries. Eur J Cardiothorac Surg，2008，34（1）：32-36.

[75] El-Segaier M，Lundin A，Hochbergs P，et al. Late coronary complications after arterial switch operation and their treatment. Catheter Cardiovasc Interv，2010，76（7）：1027-1032.

[76] XIAO Y，SU W，LI Y，et al. Pulmonary artery aneurysm compressing the tracheobronchial tree following an arterial switch operation. J Card Surg，2016，31（2）：106-109.

[77] Robotin M C，Bruniaux J，Serraf A，et al. Unusual forms of tracheobronchial compression in infants with congenital heartdisease. J Thorac Cardiovasc Surg，1996，112（2）：415-423.

【授权文章】董念国，李守军代表国家心血管病专家委员会先天性心脏病专业委员会．先天性心脏病外科治疗中国专家共识（一）：大动脉调转术应用．中国胸心血管外科临床杂志，2020，27（2）：126-132. doi：10.7507/1007-4848.201911077

先天性心脏病外科治疗中国专家共识（二）：小儿先天性主动脉瓣狭窄

【关键词】 主动脉瓣狭窄；先天性心脏病；外科治疗；专家共识

主动脉瓣狭窄（aortic valve stenosis，AS）是一种左心室流出道梗阻性病变，发生率为 0.03～0.34/1000 存活新生儿，占所有先天性心脏病的 3%～5%[1]。AS 约占左心室流出道狭窄的 75%，男性多见，男性发生率要高于女性 3～5 倍，常合并室间隔缺损、动脉导管未闭、左心室发育不良综合征、主动脉缩窄等[2-3]。

小儿主动脉瓣病变可累及多个瓣叶，瓣叶病变复杂严重，个体差异大，手术难度大，再干预率高，成为小儿心脏病治疗领域的难点之一[4]。合并其他复杂畸形的 AS 不在本共识讨论范围内，如合并心室圆锥连接异常的畸形：主动脉弓离断合并室间隔缺损、完全大动脉转位合并室间隔缺损、右心室双出口、房室间隔缺损、单心室、纠正性大动脉错位、糖原储存异常疾病导致的间隔异常肥厚等。

主动脉瓣叶形态结构可以为单瓣叶、双瓣叶、三瓣叶、四瓣叶，最常见的 AS 为双瓣叶[5]。严重 AS 通常难以区分是单叶还是双叶主动脉瓣，瓣叶组织原始，呈黏液或胶质状，常伴多个水平的左心室结构异常[6]。

AS 可导致左心室后负荷增加，造成左心室肥厚、舒张功能减弱，冠状动脉灌注减少，造成心内膜下心肌纤维化，可进一步导致心肌梗死、心律失常，甚至猝死。导管依赖型 AS，由于前向血流受阻，患者体循环血流主要依靠动脉导管右向左分流供应，患儿可有发绀、代谢性酸中毒等表现[3]。部分重度狭窄患儿出生后早期即出现严重心力衰竭，左心室重度扩大，射血分数降低，此时压差往往被低估。

1　方法与证据

本共识采用国际通用的 Delphi 程序，检索 Medline、Cochrane Library、万方数据库及美国国立综合癌症网络（National Comprehensive Cancer Network，NCCN）指南等，回顾性分析 1978 年 1 月至 2019 年 2 月关于小儿 AS 外科治疗的文献，通过专家讨论结果筛选存在争议的调查项目，根据文献提供的资料和专家讨论意见，最终形成以下共识。

共识采用的推荐级别为：Ⅰ类，已证实和（或）一致公认有效，专家组有统一

通讯作者：贾兵（Email：jiabing2012@hotmail.com）、李守军（Email：drlishoujunfw@163.com）代表国家心血管病专家委员会先天性心脏病专业委员会
主笔专家：复旦大学附属儿科医院心胸外科　贾兵、张惠锋、王坤
审稿专家：中南大学湘雅二医院　杨一峰
　　　　　广东省人民医院　岑坚正

认识；Ⅱa类，有关证据/观点倾向于有用或有效，应用这些操作或治疗是合理的，专家组有小争议；Ⅱb类，有关证据/观点尚不能被充分证明有用或有效，但可以考虑使用，专家组有一定争议；Ⅲ类，已证实和（或）公认无用或无效，不推荐使用。

2 主动脉瓣狭窄分级

目前，AS程度分级方法包括两种。

（1）美国心脏瓣膜病指南推荐，根据心脏超声检查结果，一般分为轻度、中度、重度和极重度，分级如下[7]。轻度AS：峰值流速（Vmax）2.0～2.9 m/s，平均跨瓣压差＜20 mmHg；中度AS：Vmax 3.0～3.9 m/s，平均跨瓣压差20～39 mmHg；重度AS：Vmax ≥ 4.0 m/s，平均跨瓣压差≥ 40 mmHg；极重度AS：Vmax ≥ 5.0 m/s，平均跨瓣压差≥ 60 mmHg。

（2）国内根据主动脉瓣跨瓣峰值压力阶差，将AS程度分为轻度、中度、重度狭窄。一般认为峰值压力阶差＜ 50 mmHg 为轻度狭窄，峰值压力阶差 50～75 mmHg 为中度狭窄，峰值压力阶差＞ 75 mmHg 为重度狭窄。另可以瓣口面积指数为指标，瓣口面积＞ 0.85 cm²/m² 为轻度；0.6～0.85 cm²/m² 为中度；＜ 0.6 cm²/m² 为重度狭窄[8]。

推荐（Ⅱa）：AS程度主要依据主动脉瓣跨瓣峰值压力阶差评估，主动脉瓣口流速作为参考，分为轻度狭窄（跨瓣峰值压力阶差＜ 50 mmHg）、中度狭窄（50～75 mmHg）和重度狭窄（＞ 75 mmHg）。

3 干预指征

对于小儿AS的干预指征目前虽然还存

在一定争议，但大多数学者认为跨瓣峰值压力阶差是判断干预时机的重要指标，当峰值压力阶差＞ 50 mmHg 时应当进行手术。但也有学者认为峰值压力阶差＜ 50 mmHg，但伴有明显临床症状者，也应尽早临床干预[9]。

在重症新生儿或小婴儿患者中，已经存在严重心力衰竭或动脉导管依赖性体循环，此时跨瓣峰值压力阶差往往被低估，应当结合临床症状来决定手术时机[10-11]。

术前应评估左心发育情况，评估患儿目前是否适合行双心室矫治手术，当左心室发育不良，不能承担体循环功能时需行Norwood类手术，而不可直接行双心室修补[3, 12]，此类患儿不在本共识中讨论。

推荐（Ⅰ）：（1）心力衰竭、动脉导管未闭依赖性体循环需要急诊或限期手术，尤其是射血分数值低于50%、左室严重扩张者；（2）跨瓣峰值压力阶差＞ 50 mmHg 应行手术，或未达到 50 mmHg，但伴有临床症状，也考虑手术。

4 手术方式

手术方式主要包括主动脉瓣球囊扩张成形术、主动脉瓣外科交界切开成形术、其他主动脉瓣成形术和瓣膜置换术。

4.1 主动脉瓣外科交界切开成形术（Ⅱa）

此术式是最常用的成形方式，目前我国以外科手术切开成形为主，适用于大多数AS患儿初次干预。其效果往往取决于瓣叶病变的程度，对于主动脉瓣发育较好，尤其是三叶式主动脉瓣具有较好的治疗效果。主动脉瓣交界切开成形时，通常是有限地切开，而不完全切开至血管壁，以免产生严重的主动脉瓣反流[13-14]。

4.2 主动脉瓣球囊扩张成形术（Ⅱb）

该术式经心导管球囊扩张主动脉瓣，降低跨瓣峰值压力阶差，促进患儿生长发育，但通常无法彻底解除狭窄[15]。其优点是无须体外循环，术后早期效果满意，相对于外科手术而言，球囊扩张更适用射血分数）。此手术可能造成瓣叶撕裂、反流等，再手术率高；同时狭窄解除不完全，有多次扩张可能；并且有损伤二尖瓣的风险[16-17]。

4.3 其他主动脉瓣成形术

4.3.1 瓣叶延长扩大（Ⅱb）

无论直视手术或球囊扩张，当其不能有效解除狭窄，或导致明显关闭不全时，应当考虑成形手术；或主动脉瓣叶病变严重无法行单纯交界切开，二叶式主动脉瓣行三瓣化治疗等情形，常需要行瓣叶延长、折叠、悬吊、瓣叶 交界重建等。瓣叶延长扩大也被称为主动脉瓣尖扩大成形术或主动脉瓣缘延长术[18]，适用于瓣叶活动度尚可，但存在瓣叶增厚挛缩的患者，在延长瓣叶的同时往往需要进行交界的悬吊成行。

对 AS 患儿采用主动脉瓣缘延长术，使得心包片在瓣缘高度比原来增加 10%～15%，而宽度比原来增加 25%，三瓣的瓣缘能更高地在中点相遇，甚至与瓣交界在同样高度，以增加瓣叶的接触面积，减少瓣膜反流。瓣交界的悬吊固定结合要适当，避免过多的组织影响瓣膜开合[18]。

瓣叶延长扩大术虽然相对简单，但是仍有较高的再手术率[19]。

4.3.2 瓣叶置换及重建术（Ⅱb）

瓣叶置换手术 最早由 Duran 等[20]提出，适用于瓣叶病变严重或多瓣叶病变的复杂主动脉瓣病变患者。一般采用自体心包完全替代病变的主动脉瓣从而完成新主动脉瓣叶的再造重建，适用于难以修复的复杂主动脉瓣病变。包括单瓣叶或多瓣叶置换，本方法仅适用于瓣环及窦部发育尚好、不需同期行瓣环及窦部加宽的 AS 患儿。

4.4 Ross 手术（Ⅱa）

Ross 手术是将自体肺动脉瓣移植于主动脉瓣位置，缺失的肺动脉瓣则应用带瓣外管道来替代。术中建议采用针线比 1：1 的 hemoseal 缝线，以减少出血。该手术的优势是新主动脉瓣可生长，不需要终生抗凝，在处理主动脉瓣疾病和复杂左心室流出道梗阻中有很大的优势，即可以同时进行 Konno 手术，扩大主动脉瓣环和狭窄的主动脉瓣。因此 Ross 手术在低龄 AS 患儿中有不可替代的作用，适用于瓣膜条件差、成形效果不佳、成形失败以及成形后需要再次干预的患儿。该术式在新生儿中的手术死亡率较高，应慎重选择。青少年 AS 患者行 Ross 手术可能因升主动脉扩张导致的主动脉瓣反流需要再次手术行瓣膜置换，但近年来已开始采用加固 Ross 手术技术降低再手术率。

右心室外管道包括同种移植物、异种生物带瓣管道及 Gore-Tex 带瓣管道。

4.5 人工瓣膜置换（Ⅱb）

对于较大年龄的青少年，或自体肺动脉存在病变不适合 Ross 手术或 Ross 手术失败的患儿，则需要考虑人工瓣膜置换。机械瓣不可生长，存在终生抗凝引起的出血、抗凝不全引起血栓等问题；而生物瓣膜也面临着早期钙化、早期退化和结构失效的风险[21]。因此在儿童病例中，建议机械瓣置换为主，效果更为持久。对于主动脉瓣环发育小和（或）AS 患儿，需要同时扩大主动脉瓣环，同期行 Konno 手术。

4.6 主动脉瓣环狭窄和（或）窦部发育不良的手术纠治（Ⅱa）

部分患儿同时伴有主动脉瓣环的狭

窄和（或）窦部发育不良，在进行瓣膜成形、Ross术或瓣膜置换的同时行主动脉瓣环的扩大及窦部扩大成形。一般认为当存在以下情况时需进行主动脉瓣环的扩大：在人工瓣膜置换时，无法放入最小号的人工瓣膜；生长期儿童为避免成年后再次行心瓣膜置换；伴有左心室流出道梗阻行Ross手术，同时扩大主动脉瓣环；预计存在主动脉瓣环大小与体重不匹配，即瓣口有效面积/体表面积 < 0.85 cm^2/m^2，需扩大主动脉瓣环。

传统的手术方法有3种：Nicks术、Manougnian术和Konno术[22]。Konno术可有效扩大狭窄的主动脉瓣环和左心室流出道[23-24]，完全性房室传导阻滞发生率较低，能提高手术的成功率，改善远期疗效，在儿童中应用较多。

4.7 心脏移植（Ⅱb）

对于合并有严重心肌病变或多发左心室流出道梗阻和主动脉弓病变手术效果不佳的患儿，需考虑心脏移植。

4.8 胎儿期干预（Ⅲ）

近年来胎儿心脏彩超的普及能更早地发现主动脉瓣狭窄，将干预的时间提早至胎儿期。通常在孕期21～34周，应用15～20 cm长的细针在超声引导下穿刺入胎盘，进入胎儿主动脉瓣，采用2～4 mm冠状动脉球囊来扩张。其治疗价值是可以促进左心室发育，增加出生后双心室手术的机会及改善远期预后，但是相关并发症的发生率较高[25]。

5 近远期并发症及其影响因素

目前上述干预方式均可能发生相关并发症，甚至需要再干预。

先天性AS术前可能发生心律失常、心脏猝死、体循环栓塞等，以及手术干预引起的并发症，如残余梗阻、术后主动脉瓣反流、冠状动脉及二尖瓣损伤等。定位准确、轻柔的球囊扩张有助于减少术后反流及二尖瓣损伤的可能。各种手术方式均需重视冠状动脉的保护。

5.1 主动脉瓣球囊扩张术（Ⅱb）

球囊扩张术是治疗中重度儿童先天性AS安全有效的姑息性手术，术后血流动力学、左心室形态及收缩和舒张功能均有明显改善，其术后近期并发症主要有心律失常、心力衰竭等。随着近年来医疗水平的提高、双球囊等技术的改进，早期死亡率明显降低。中远期并发症主要为残余狭窄和反流[26]，其中需再次干预率高达50%～70%。

5.2 主动脉瓣外科交界切开成形术（Ⅱb）

直视下主动脉瓣外科交界切开成形术具有经皮球囊扩张术所不具备的操作精确性，可以有效避免球囊扩张导致的瓣叶撕裂和医源性主动脉瓣反流。即使这样，其5年再手术率仍然高达10%以上[13]。其中远期并发症仍为残余狭窄和反流，术前瓣叶病变程度与预后密切相关，单个瓣膜的简单病变，10年内出现残余狭窄或反流约为10%～20%。对于复杂病变或累及多个瓣叶者，10年内1/3以上的患者需再手术。低龄、二叶式主动脉瓣被认为是主动脉瓣交界切开术后再干预的危险因素[27]。

5.3 瓣叶置换及重建术（Ⅱb）

自体心包主动脉瓣叶置换重建术是近年来较为关注的主动脉瓣成形方法，以Ozaki技术为代表，起初多应用于成人主动脉瓣病变，早期随访结果良好[28-29]，但缺乏儿童及小婴儿应用及长期随访资料。国内也开展了这项技术，对主动脉瓣严重病变或累及多瓣叶者进行瓣叶三瓣化修复[30]，取得了良好的效果，但是随访时间短，需要进一步评估新主动脉瓣功能。

5.4 Ross 手术（Ⅱa）

Ross 手术对于儿童优势明显，但是操作复杂，技术要求高，风险较高[31]，手术死亡率为 4.2%，远期随访 20 年的生存率为 85%～90%[32]。近年来随着手术技术的成熟应用，早期死亡率进一步降低。中远期并发症主要有新主动脉瓣根部扩张反流和右室流出道外管道衰败，是再次手术的主要原因。外管道材料的更新将有助于降低 Ross 术后再干预率。其他远期并发症还包括血栓栓塞、出血和心内膜炎，但发生率较人工瓣膜置换术低。儿童 Ross 手术的中远期生存率仍优于机械瓣和生物瓣置换，可以作为儿童主动脉病变的治疗选择[33]。

5.5 机械瓣置换术（Ⅱb）

对于小儿主动脉瓣病变，机械瓣由于其不可生长性和抗凝相关并发症，在低龄儿童中应用明显受限。其早期并发症主要

为心功能不全，手术死亡率为 2%～13%，15 年生存率为 75%～88%。低龄、低体重、左心室功能不全、合并复杂畸形是死亡相关的危险因素。有研究[34]发现心功能状态、体外循环时间和主动脉阻断时间是影响机械瓣膜置换手术疗效的重要因素。人工瓣膜置换术[35]中远期由于终生抗凝而存在出血、血栓栓塞、感染性心内膜炎等问题，一般作为成形手术失败、成形术后残余/复发狭窄或反流、Ross 术后新主动脉瓣衰败等情况下采取的手术方式。

6 小结

儿童 AS 是一个终生问题，所有术式均可认为是姑息手术。适度的缓解狭窄、促进患儿生长发育是手术最主要的目的。近年来外科主动脉瓣膜修复技术的发展和成熟应用，可有效延缓人工瓣膜置换时间，但部分患儿最终需要人工瓣膜置换，中远期并发症、生存率和再干预率值得关注。

参考文献

[1] VAN DER LINDE D，KONINGS E E，SLAGER M A，et al. Birth prevalence of congenital heart disease worldwide：a systematic review and meta-analysis. J Am Coll Cardiol，2011，58（21）：2241-2247.

[2] MAHER K O，TWEDDELL J S. Aortic and mitral valve disease and left ventricular dysfunction in children. Pediatr Crit Care Med，2016，17（8 Suppl 1）：S 131-S 139.

[3] 张善通，陈张根，贾兵，等，主编 . 小儿胸心外科学 . 上海科学技术文献出版社，2017. 349-355.

[4] WANG K，JIA B. Progress of surgical treatment for aortic valve diseasesinchildren. Chia J Surg. 2018，56（6）：414-417.

[5] 杨思源 . 小儿心脏病学 . 北京：人民卫生出版社，2005：214-216.

[6] 黄萍、王宏伟、李艳萍，等 . 儿童先天性主动脉瓣畸形 32 例病理组织学特征 . 中国循证儿科杂志，2006，1（2）：130-133.

[7] RICK A N，CATHERINE M O，ROBERT O B，et al. 2014 AHA/ACC guideline for the management of patients with valvular heart disease：Executive summary a report of the American College of Cardiology/ American Heart Association Task Force on Practice Guidelines. Circulation，2014，129：2440-2492.

[8] 许迪 . 主动脉瓣狭窄程度的超声评估及分级 . 厦门：2018 海峡两岸医药卫生交流与合作会议暨第

十届海峡两岸超声医学高端论坛论文集.2018：17-41.

[9] Atik SU，Eroğlu AG，Çinar B，et al. Comparison of balloon dilatation and surgical valvuloplasty in noncritical congenital aortic valvular stenosis at long-term follow-up.Pediatr Cardiol，2018，39（8）：1554-1560.

[10] 朱鲜阳，李奇.常见先天性心脏病介入治疗中国专家共识（四）：经皮球囊肺动脉瓣与主动脉瓣成形术.介入放射学杂志，2011，20（4）：253-260.

[11] 解启莲.2006美国心脏病学会/美国心脏协会心脏瓣膜病治疗指南有关儿童先天性心脏瓣膜疾病处理纲要.实用儿科临床杂志，2008，23（1）：73-75.

[12] 陈丽君，张玉奇.超声心动图评估单心室患儿心功能的新进展.医学影像学杂志，2009，19（3）：359-361.

[13] KALANGOS A，MYERS P O. Aortic cusp extension for surgical correction of rheumatic aortic valve insufficiency in children.World J Pediatr Congenit Heart Surg，2013，4（4）：385-391.

[14] HRAŠKA V，SINZOBAHAMVYA N，HAUN C，et al. The long-term outcome of open valvotomy for critical aortic stenosis in neonates.Ann Thorac Surg，2012，94（5）：1519-1526.

[15] VERGNAT M，ASFOUR B，ARENZ C，et al. Contemporary results of aortic valve repair for congenital disease：lessons for management and staged strategy.Eur J Cardiothorac Surg，2017，52（3）：581-587.

[16] TORRES A，VINCENT J A，EVERETT A，et al. Balloon valvuloplasty for congenital aortic stenosis：Multi-center safety and efficacy outcome assessment.Catheter Cardiovasc Interv，2015，86（5）：808-820.

[17] AL MARSHAFAWY H，Al Sawah GA，Hafez M，et al. Balloon valvuloplasty of aortic valve stenosis in childhood：midterm results in a Children's Hospital，Mansoura University，Egypt. Clin Med Insights Cardiol，2012，6：57-64.

[18] 郑景浩，徐志伟，刘锦纷，等.儿童主动脉瓣整形术的临床疗效.上海交通大学学报（医学版），2011，31（9）：1254-1257.

[19] POLIMENAKOS A C，SATHANANDAM S，ELZEIN C，et al. Aortic cusp extension valvuloplasty with or without tricuspidization in children and adolescents：long-term results and freedom from aortic valve replacement. J Thorac Cardiovasc Surg，2010，139（4）：933-941.

[20] DURAN C M，GALLO R，KUMAR N. Aortic valve replacement with autologous pericardium：surgical technique.J Card Surg，1995，10（1）：1-9.

[21] DAVID T E. Aortic valve replacement in children and young adults.J Am Coll Cardiol，2016，67（24）：2871-2873.

[22] 杨建，张尔永，肖锡俊，等.主动脉瓣环扩大成形在双瓣膜置换术中的应用.中国胸心血管外科临床杂志，2005，12（4）：303-304.

[23] 杨建，安琪，张尔永，等.主动脉根部扩大技术在主动脉瓣置换术中的应用.中华胸心血管外科杂志，2008，24（4）：275-276.

[24] 陈寄梅，张镜芳，吴若彬，等.瓣环扩大在儿童主动脉瓣膜置换术中的应用.中华小儿外科杂志，2007，28（4）：181-183.

[25] KOVACEVIC A，ÖHMAN A，TULZER G，et al. Fetal hemodynamic response to aortic valvuloplasty and postnatal outcome：a European multicenter study.Ultrasound Obstet Gynecol，2018，52（2）：221-229.

[26] 吴琳，齐春华，何岚，等.经皮球囊瓣膜成形术治疗儿童主动脉瓣狭窄的临床疗效观察.中华儿科杂志，2014，52（9）：699-702.

[27] RIDLEY C，SOHMER B，VALLABHAJOSYULA P，et al. Aortic leaflet billowing as a risk factor for repair failure after aortic valve repair.J Cardiothorac Vasc Anesth，2017，31（3）：1001-1006.

[28] MOURAD F，SHEHADA S E，LUBARSKI J，et al. Aortic valve construction using pericardial tissue：short-term single-centre outcomes.Interact Cardiovasc Thorac Surg，2019，28（2）：183-190.

[29] HOSSEINPOUR A R，ADSUAR-GÓMEZ A，GONZÁLEZ-CALLE A，et al. Follow-up of a simple method for aortic valve reconstruction with fixed pericardium in children. Interact Cardiovasc Thorac Surg，2017，25（6）：983-984.

[30] 单亚平、贾兵、张惠锋，等. 自体心包修复儿童主动脉瓣狭窄 9 例病例系列报告. 中国循证儿科杂志，2017，12（4）：268-272.

[31] 李温斌、张建群、王胜洵，等. Ross 手术的临床应用. 中国胸心血管外科临床杂志，2003，10（2）：111-113.

[32] TAKKENBERG J J，KLIEVERIK L M，SCHOOF P H，et al. The Ross procedure：a systematic review and meta-analysis. Circulation，2009，119（2）：222-228.

[33] ZIMMERMANN C，ATTENHOFER JOST C，PRÊTRE R，et al. Mid-term outcome of 100 consecutive ross procedures：excellent survival，but yet to be a cure.Pediatr Cardiol，2018，39（3）：595-603.

[34] 褚恒、唐杨烽、徐志云，等. 儿童主动脉瓣置换术近远期疗效分析. 国际心血管病杂志，2017，44（4）：236-240.

[35] 张芃、郭少先、沈向东，等. 先天性主动脉瓣膜狭窄患儿行直视下主动脉瓣交界切开术的早中期结果. 中国分子心脏病学杂志，2013，13（3）：529-531.

【授权文章】贾兵，李守军代表国家心血管病专家委员会先天性心脏病专业委员会. 先天性心脏病外科治疗中国专家共识（二）：小儿先天性主动脉瓣狭窄. 中国胸心血管外科临床杂志，2020，27（3）：246-250. doi：10.7507/1007-4848.201912073

先天性心脏病外科治疗中国专家共识（三）：肺动脉闭锁合并室间隔缺损

【关键词】 外科治疗；先天性心脏病；肺动脉闭锁；肺血管单源化；专家共识

肺动脉闭锁合并室间隔缺损（pulmonary atresia with ventricular septal defect，PA/VSD）是一类较为复杂的先天性心脏畸形。据报道 1000 位活产婴儿中有 0.07 例患有 PA/VSD，约占先天性心脏病患儿的 1%～2%[1]。其不同类型各具特点，诊断和治疗方法尚不完全统一，治疗效果参差不齐[2]。国内病例中大龄患儿比例高[3]，其他社会因素也增加了该病治疗的复杂性。因此，我们根据文献提供的循证资料和专家意见，制定该专家共识，力争逐步完善 PA/VSD 的外科治疗方案。

1 方法与证据

本共识检索 Medline、Cochrane Library、万方数据库等，回顾性分析近 30 年关于 PA/VSD 的文献和专著，通过专家讨论结果筛选存在争议的调查项目，根据文献提供的循证资料和专家讨论意见，最终形成以下共识。

共识采用的推荐级别：Ⅰ类，已证实和（或）一致公认有效，专家组有统一认识；Ⅱa类，有关证据/观点倾向于有用或有效，应用这些操作或治疗是合理的，专家组有小争议；Ⅱb类，有关证据/观点尚不能被充分证明有用或有效，但可以考虑使用，专家组有一定争议；Ⅲ类，已证实和（或）公认无用或无效，不推荐使用。

共识采用的证据水平：A. 数据来源于多中心随机对照试验或 Meta 分析或大型注册数据库；B. 数据来源于单个随机对照试验或非随机研究；C. 数据仅来源于专家共识或病例报告。

2 定义及分型

PA/VSD 命名仍有争论，尚不完全统一。虽然众多文献仍采用法洛四联症合并肺动脉闭锁的说法[4-6]，但大多数人主张"肺动脉闭锁合并室间隔缺损"这一名称。其主要包括 2 个解剖畸形：一是非限制性对位不良室间隔缺损，二是肺动脉瓣亦或肺动脉干闭锁。再根据肺血来源和肺动脉发育情况分型[7]。对于有粗大侧支血管（major aortopulmonary collateral arteries，MAPCAs）者命名为肺动脉闭锁/室间

通讯作者：陈欣欣（Email：zingerchen@163.com）、李守军（Email：drlishoujunfw@163.com）代表国家心血管病专家委员会先天性心脏病专业委员会
主笔专家：广州市妇女儿童医疗中心　陈欣欣、马力、邹明晖
审稿专家：青岛市妇女儿童医院　邢泉生
　　　　　苏州大学附属儿童医院　李炘

隔缺损／粗大体肺侧支血管（PA/VSD/MAPCAs）（ⅡaC）。本共识不讨论合并心房、心室或大动脉连接不一致的心脏畸形以及合并功能性单心室的心脏畸形。

Tchervenkov[7]、Barbero-Marcial[8]、Castaneda 等均报道了 PA/VSD 的分型方法。后两者是常用的命名方法。国内较常用 Castaneda 命名方法：Ⅰ型，单纯肺动脉瓣闭锁或漏斗部闭锁，肺循环依赖动脉导管；Ⅱ型，主肺动脉闭锁，左右肺动脉有汇合部，肺循环依赖动脉导管；Ⅲ型，固有肺动脉发育不良或发育尚可，存在多发体－肺动脉侧支血管，肺循环不依赖动脉导管；Ⅳ型，固有肺动脉缺如，肺循环全部血供来源于体－肺侧支血管。因为Ⅰ型和Ⅱ型 PA/VSD 在治疗策略上基本相同，国际上使用 Tchervenkov 分型较为普遍。本共识亦采用该分型方法。其分型如下：A 型，包括上述的Ⅰ型和Ⅱ型，肺循环依赖动脉导管，有固有肺动脉，无大的体－肺侧支血管；B型，同Ⅲ型，固有肺动脉发育不良，存在粗大体－肺侧支血管；C 型，同Ⅳ型，固有肺动脉缺如，肺循环全部血供来源于体－肺侧支血管。

3 诊断学检查

PA/VSD 的诊断学检查，除了常规的理化检查，最主要的是要明确心内畸形、生理功能、肺动脉和侧支血管的发育和分布情况。

3.1 心脏超声

心脏超声是 PA/VSD 的常规检查，可以较准确地评估心内畸形及生理功能，评估肺动脉发育情况；结合多普勒血流图也可以评估肺血供情况。其局限性在于对多发侧支血管的评估准确性较差[9]（ⅠC）。

3.2 多排 CT

多排 CT 是 PA/VSD 的常规检查，可以明确固有肺动脉发育情况、侧支血管数量、起源以及形态特点[4, 10-11]。术前可根据 CT 数据生成 3D 图像，亦可打印成模型，协助诊断[12]。可分辨体－肺侧支血管与气管和食管的解剖关系，为手术提供有利的信息。其不足之处在于对计算侧支血管具体供应肺段的数量、判断固有肺动脉和侧支血管的交通情况不够准确（ⅠC）。

3.3 心导管检查

心导管检查是 B/C 型和肺动脉发育不良的 A 型 PA/VSD 的常规检查。心导管造影可以更直观地展示侧支血管数量、起源和分布（ⅠC）。①若造影图像上出现特有的"海鸥（seagull）征"[13]，可以明确为固有肺动脉，排除 C 型 PA/VSD；②明确固有肺动脉和侧支血管在各肺段的分布以及固有肺动脉和侧支血管交通情况；③计算固有肺动脉和侧支血管灌注肺段的数量；④计算总的新肺动脉指数（total neopulmonary arterial index，TNPAI），即固有肺动脉和拟行肺血管单源化术的侧支血管的横截面积之和（mm^2）除以体表面积（m^2）[14]（ⅠB）。

3.4 磁共振血管造影

磁共振血管造影（MRA）是一种较为准确地描绘 PA/VSD 患者肺血供所有来源的诊断技术，被认为是非侵入性替代 X 线血管造影的方法[15-17]；也能够分辨体－肺侧支与气管和食道的解剖关系。因为该检查要求患儿保持不动，检查时间较长，所以需要患儿全身麻醉，国内使用尚未普及（ⅠC）。

3.5 基因检测

目前认为大多疾病都有其遗传学基础，检测出相关基因有异常可对早期诊断和判断预后有重要指导意义。如 *22q 11* 微缺失综合征，在 PA/VSD 患儿中有较高的发生率，预后也相对较差[18-19]（ⅠB）。

4 手术适应证及手术时机

4.1 A 型 PA/VSD 患儿

A 型 PA/VSD 患儿的肺动脉血流依赖于动脉导管的开放。动脉导管的直径和肺动脉发育情况不同，动脉血氧饱和度（SaO_2）也会有差异。$SaO_2 < 75\%$ 或 $> 90\%$ 被认为是新生儿期手术的指征[20]（ⅠC）。动脉导管趋于关闭时新生儿期即会出现严重缺氧、代谢性酸中毒，需要前列腺素 E 维持动脉导管开放。此类患儿 SaO_2 往往 $< 75\%$，新生儿期即应行手术治疗[21-23]（ⅠC）。对 $SaO_2 > 90\%$ 的患儿我们推荐 1～3 月龄行手术治疗。其他患儿也应该在 3～6 月龄行手术治疗[24]（ⅡaC）。肺动脉发育良好的患儿可行一期矫治术（即同时关闭室间隔缺损）（ⅠC）。

一期矫治术的手术适应证包括：①术前 McGoon 指数 $\geqslant 1.2～1.5$（ⅠC）；②术前 Nakata 指数 $\geqslant 150\, mm^2/m^2$（ⅠC）；③术中肺动脉流量试验（flow study）：对于肺动脉条件较为临界的患儿，可采用该方法。即当肺动脉灌注流量达到 $3\, L/(min \cdot m^2)$，肺动脉平均压 $\leqslant 25\, mmHg$ 时，可关闭室间隔缺损[25-26]（ⅡaB）。其具体操作详见 5.5。

不满足一期矫治手术适应证时，可行右心室肺动脉连接术或体肺动脉分流术[21, 27]。对于新生儿及 < 3 月龄的小婴儿建议行体肺分流术，可避免体外循环；对于大龄婴儿建议行右心室肺动脉连接术，有利于促进肺动脉发育（ⅡaC）。

4.2 B/C 型 PA/VSD 的外科治疗

目前文献报道较多的是 B/C 型 PA/VSD

的外科治疗，争议也较大，但早期治疗是趋势。Watanabe 等[24]报道的手术中位年龄是 5 周，有 1/4 患儿伴有充血性心功能不全。Soquet 等[28]报道首次姑息手术中位年龄是 3.3 周，一期矫治手术中位年龄是 8.6 个月。制定规范的程序化手术治疗策略是对 B/C 型 PA/VSD 管理的有效方法，有利于改善预后[24]。手术治疗策略是促进固有肺动脉发育和侧支血管单源化（包括交通侧支血管的结扎或封堵、侧支血管与侧支血管的吻合、侧支血管与固有肺动脉的吻合），最终完成 PA/VSD 矫治术。Reddy 等[29]报道 2/3 以上患儿可以早期一期矫治。满足以下指征可考虑行一期矫治手术：①术前 TNPAI（计算方法见 3.3）$\geqslant 150\, mm^2/m^2$（ⅠB）；②肺血管单源化以后，超过 75% 肺段由中央肺动脉灌注（ⅡaC）；③肺血管单源化以后，消除了分支血管狭窄（ⅠC）；④术中 flow study（具体操作见 5.5），肺血管流量 $3\, L/(min \cdot m^2)$ 时，平均肺动脉压 $\leqslant 25\, mmHg$（ⅡaB）；⑤术前 $SaO_2 \geqslant 85\%$（ⅡaC）。

4.3 B/C 型 PA/VSD 的手术时机

B/C 型 PA/VSD 的手术时机取决于固有肺动脉和侧支血管的发育和分布情况。根据术前 SaO_2，可分为 3 种亚型：肺少血型（$SaO_2 < 75\%$），肺血平衡型（SaO_2 75%～90%）和肺多血型（$SaO_2 > 90\%$）[20]。

4.3.1 肺少血型 此类患儿缺氧明显，往往肺动脉和侧支血管发育较差，应于新生儿期或婴儿早期手术治疗，行体 - 肺动脉分流术。3～6 个月后再次评估，未达到二期矫治术条件者行右心室肺动脉连接术或再次体 - 肺分流术（改用更大直径的分流管道）。对于固有肺动脉直径 $> 2.5\, mm$ 者，首选右心室肺动脉连接术（ⅡaC）。

4.3.2 肺多血型 此类患儿早期出现充血性

心力衰竭。全面评估后，达到矫治适应证者，3～6个月行一期矫治术，包括C型PA/VSD患儿（ⅠC）。

4.3.3 肺血平衡型 患儿耐受性较好。固有肺动脉和侧支血管发育情况变异较大。满足矫治条件的可选择6～12个月行一期矫治术（ⅠC）。不满足条件者1～3个月行姑息手术促进肺动脉发育。对于固有肺动脉直径≤2.5 mm者，行Melbourne分流术或其他类型的体肺分流术[25]（见5.1）。固有肺动脉直径＞2.5 mm者行右心室肺动脉连接术（ⅡaC）。术后定期复查评估，参考一期矫治手术适应证，达到条件者可行矫治术。国外文献报道，对于无固有肺动脉的C型患儿，且未到达矫治条件者，亦可行肺血管单源化术，再在新肺动脉和主动脉间行中央分流术[20]。但在国内对此种亚型的PA/VSD处理比较谨慎（ⅡaC）。

4.3.4 术后评估 第一期手术后1～6个月行心导管检查，评估固有肺动脉发育和侧支血管变化情况。对狭窄的肺动脉及侧支血管行球囊扩张术，促进肺动脉的持续发育[30]（ⅠC）。

5 手术方法

5.1 体肺分流术

5.1.1 **改良B-T分流术（ⅠC）** 右锁骨下动脉和右肺动脉间用聚四氟乙烯（ePTFE）血管连接。新生儿期可选择直径3.5～4.0 mm血管，婴儿期可选择4～6 mm血管连接。术中充分游离右肺动脉和右锁骨下动脉，避免管道或肺动脉扭曲。新生儿期或可保留动脉导管，术后血流动力学更加稳定[31]。

5.1.2 **中央分流术（ⅠC）** 中央分流术是B/C型 PA/VSD体肺分流的首选术式。经典

方法是以ePTFE血管连接主肺动脉和升主动脉。也可将主肺动脉直接吻合于升主动脉[20, 25, 32]，也称作Melbourne分流[33-34]（图3-1）。目前较多采用其改良术式（图3-2）。EPTFE血管与升主动脉侧侧吻合被认为更有利于保持管道通畅以促进肺动脉发育[35]。C型PA/VSD则是肺血管单源化术后，新肺动脉和升主动脉间行中央分流术[20]。术中须注意防止肺动脉扭曲。

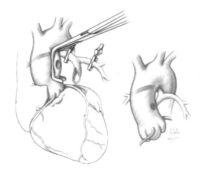

图3-1 Melbourne 分流术

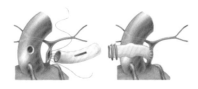

图3-2 聚四氟乙烯血管–升主动脉侧侧吻合的
中央分流术

5.2 右室肺动脉连接术

以人工血管或补片建立右室肺动脉的连续性[3-36]。

5.2.1 **手术方法** 手术方法是先游离固有肺动脉，在常温或浅低温体外循环支持下，将人工血管远心端先与固有肺动脉汇合部吻合，再将人工血管近心端后壁吻合于右室流出道，心脏不停跳情况下切开右室流出道，边吸引右心室内血液边缝合剩余前壁部分切口。术中注意保持头低位，小心吸引，防止左心进气（ⅠC）。

5.2.2 切口 对于主肺动脉与右心室流出道有连续的，在常温或浅低温体外循环支持下，纵行切开主肺动脉和右心室漏斗部，以 0.6% 戊二醛处理的自体心包补片扩大修补该切口（ⅡbC）。

5.2.3 管道选择 管道可以选择同种带瓣管道、异种带瓣管道、自体心包管道或人工合成管道。其中自体心包管道较容易获取，通畅率高，临床效果与其他管道相似[3, 37]，可适当选用。目前常用的异种带瓣管道是带瓣牛颈静脉，产品种类少，仅适用于部分患儿。人工合成管道，如 ePTFE 血管、吻合口和针眼相对容易出血，可根据具体条件适当选择（ⅠC）。

5.2.4 带瓣管道 在行矫治术时，右心室肺动脉连接尽量选用带瓣管道，如带瓣牛颈静脉、手工缝制瓣膜的 ePTFE 带瓣管道[38] 或同种带瓣管道（ⅠC）。

5.2.5 管道直径的选择（ⅡbB） 对于姑息性右心室肺动脉连接，管道直径的选择可参考以下公式：管道直径（mm）=0.325 × 体重（kg）+4.629[3]。对于矫治术的右心室肺动脉连接管道直径选择见表 3-1。

表 3-1 体重 - 管道直径对照表

体重（kg）	管道直径（mm）
≤ 10	10～14
10～15	14～16
15～20	16～18
> 20	20～24

5.3 侧支及肺动脉的处理

对于侧支血管的处理，争议比较大。因随着年龄增长，侧支血管在 3～6 个月可能出现不同程度的血管病变、狭窄。现有两种观点：促进固有肺动脉发育（rehabilitation）策略[32, 39] 和体肺侧支单源化（unifocalization）策略[29, 4]。合理的治疗方案应根据患者的个体化特征来制定。

5.3.1 经皮介入封堵 对于和固有肺动脉有充分交通的侧支血管可在 X 线透视下进行封堵术[36]。如术前预计侧支血管较粗，封堵术后对 SaO_2 影响较大者，建议在 Hybrid 手术时实施侧支血管封堵术（ⅠC）。

5.3.2 术中结扎侧支血管 正中或侧位开胸，游离侧支血管，明确有交通的侧支血管，予以结扎或以血管夹夹闭（ⅠC）。

5.3.3 肺血管单源化 将发自主动脉及其分支的 MAPCAs 连接于固有肺动脉或新建肺动脉上。此手术较为复杂多变，随 MAPCAs 起源、走行、形态不同而不同，没有固定术式。除 C 型 PA/VSD 外，肺血管单源化不作为首次姑息手术的首选术式（ⅡaC）。术中应尽量利用具有良好弹性的自身组织直接吻合。游离困难、距离较远的侧支血管也可以采用人工血管连接。手术入路首选胸骨正中切口；如果侧支血管起源位置在第 7 胸椎以下，游离比较困难，也可选择侧位切口（ⅠC）。术中应先在非体外循环下充分游离出固有肺动脉和侧支血管，然后在体外循环下进行吻合，选择 8/0 或 7/0 缝线连续严密缝合，防止出血。术中应彻底解除侧支血管的狭窄，如 MAPCAs 起始部有狭窄时，应游离至肺门处无狭窄段（ⅠC）。

5.3.4 左右固有肺动脉的处理 如固有肺动脉近中段狭窄时，需补片扩大至肺门处无狭窄段（ⅠC）。

5.4 室间隔缺损的处理

当术前很难判断能否关闭室间隔缺损时，肺动脉流量试验（flow study）为术中判断是否关闭室间隔缺损提供了较好的依据（ⅡaB）。

当肺动脉灌注流量达到 3L/（min·m²），平均肺动脉压 ≤ 25 mmHg 时，可关闭室间隔缺损。否则应在室间隔补片开窗。开窗面积以 0.8 cm²/m² 为参考值，有利于维持术后循环状态稳定（ⅡaC）。

停体外循环后直接测量右心室和左心室压力，该类患儿往往不存在左室流出道梗阻，可用主动脉收缩压代替左心室收缩压。计算右心室和主动脉收缩压比值，也是判断室间隔补片是否需要再开窗的重要监测方法。右心室收缩压 / 左心室收缩压 > 0.75，需要大剂量血管活性药物支持（血管活性 – 正性肌力药评分 > 20 分）[41-42] 或循环不稳定的情况下，需要再次体外循环转流行室间隔补片开窗术（ⅠB）。

血管活性 – 正性肌力药评分 = 多巴胺[mcg/（kg·min）] × 1 + 多酚丁胺[mcg/（kg·min）] × 1 + 米力农［mg/（kg·min）］× 1 + 肾上腺素［mcg/（kg·min）］× 100 + 去甲肾上腺素［mcg/（kg·min）］× 100 + 血管加压素［units/（kg·min）］× 10 000。

5.5 肺动脉流量试验

肺动脉流量试验（flow study）是在肺动脉承担正常心排血量的情况下，通过测量肺动脉平均压，来评估肺血管阻力的方法。肺血管单源化术后，在主肺动脉置入肺动脉灌注管并套锁，在主肺动脉插入测压管连接换能器测量肺动脉压力（图 3-3）。扩大房间隔切口用两根引流管进行充分左心房引流。灌注开始前吸走左右胸腔可能的积血，正压气囊通气，避免肺不张，呼吸机保持正常潮气量和频率[14, 26, 43]。肺动脉灌注流量从 0.5 L/（min·m²）开始，逐步升高到 3 L/（min·m²），并保持 30 秒，稳定后记录肺动脉压力。

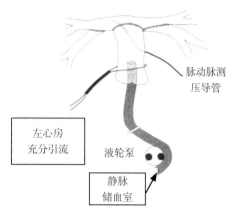

图 3-3　肺动脉流量试验操作

6　并发症及防治

手术主要并发症有手术创面出血、肺出血、术后感染、消化道出血、低心排血量综合征、膈肌麻痹、迷走神经损伤、乳糜胸及延迟关胸等。在各种先天性心脏病手术中，前 4 种并发症在 PA/VSD 矫治术中更容易出现（ⅡaC）。术中须仔细操作，尽量在肝素化前完成游离工作，并彻底止血。切除纵隔淋巴结时，仔细辨认神经和淋巴组织，防止损伤，有淋巴液渗漏时及时缝扎。术中左房引流较多时，应降温、降流量，并仔细探查和回顾术前影像资料，防止遗漏侧支血管。

6.1 手术创面出血

吻合口较大量的出血并不常见。纵隔内广泛侧支血管及淋巴结滋养血管出血是主要原因。特别是多次手术患儿创面出血容易反复，电凝烧灼止血的焦痂容易脱落，所以止血方法应以缝扎或钛夹夹闭为主，在肝素化前确保没有活动性出血（ⅡaC）。术中肺血管单源化吻合口采用 8/0 或 7/0 聚丙烯缝线缝合会减少吻合口出血的机会，缩短止血时间。

术中常规使用血液回收机，应积极补充凝血因子，必要时输注血小板。出血难以控制时，需要压迫止血并延迟关胸（ⅠC）。体外膜肺氧合（extra-corporeal membrane oxygenation，ECMO）所需的抗凝要求低，血液破坏较体外循环更少；静脉－动脉插管（V-A）模式可降低左右心室前负荷，降低中心静脉压和肺动脉压，而减少出血。所以在出血难以控制的情况下，可考虑行 ECMO 辅助（ⅡbC）。

6.2 肺出血

肺出血是比较严重的并发症，可出现于术中或术后数日。术中及术后早期出血，予延长呼吸机辅助时间，提高呼气末正压（PEEP）或改用高频震荡呼吸机辅助通气（ⅠB）。如出血情况不能控制，须尽快行心血管造影检查，封堵出血血管（ⅠC）。

6.3 术后感染

术后感染是常见并发症。手术时间越长，输血越多，感染率越高。术后延迟关胸、肺出血、ECMO 辅助均会增加感染风险。围手术期常规应用二代头孢菌素预防感染。术后发热、炎症指标升高需及时升级抗生素；同时行血、痰培养明确病原体，根据药敏结果选择有效抗生素。对于应用带瓣管道且反复发热的患儿应至少3天复查1次心脏超声排除感染性心内膜炎（ⅠC）。

6.4 消化道出血

消化道出血是比较少见但比较严重的并发症，多出现于术后数日，可能与应激性溃疡或手术损伤有关。出血量较大者，容易出现低血容量性休克。首选胃镜检查明确出血位置及原因，并止血。胃镜下止血困难者，

行心血管造影检查，封堵出血的血管。紧急情况下使用三腔两囊管压迫止血（ⅠC）。

7 随访

术后应严密、长期随访，随访的项目包括患儿一般情况、血氧饱和度、肺动脉连接管道是否有狭窄及其瓣膜功能情况、固有肺动脉发育情况、未行单源化的侧支变化情况、单源化侧支血管及左、右肺动脉开口是否有狭窄等。除了常规行心脏超声和心电图检查外，术后1～6个月行心导管检查。据文献[36, 44-45]报道每例患者行1～6次介入检查及治疗（ⅡaC）。

7.1 姑息手术患儿

评估肺动脉发育及侧支血管变化情况，符合矫治手术适应证者制定下一步手术方案。没有达到矫治适应证者，进一步促进肺动脉发育。如果吻合口及左、右肺动脉开口狭窄，积极行球囊扩张；中央分流管道狭窄的，尽快改行右室肺动脉连接术。

7.2 矫治手术患儿

肺动脉特别是左肺动脉开口狭窄是常见并发症，首选介入治疗（ⅠC）。对于长段狭窄，球囊扩张效果不良的可考虑手术矫治。对于保留室间隔或房间隔分流者，如明确为左向右分流者，心导管检查肺血管阻力低于 8 Wood · U，可封堵残余室间隔缺损及房间隔缺损（ⅡaC）。

7.3 术中应用人工血管患儿

术中应用人工血管患儿术后常规口服阿司匹林（3～5）mg /（kg · d），抗凝治疗半年（ⅠC）。

参考文献

［1］CHAN K C，FYFE D A，MCKAY C A，et al. Right ventricular outflow reconstruction with cryopreserved homografts in pediatric patients：intermediate-term follow-up with serial echocardio-graphic assessment. J Am Coll Cardiol，1994，24（2）：483-489.

［2］AMARK K M，KARAMLOU T，O'CARROLL A，et al. Independent factors associated with mortality，reintervention，and achievement of complete repair in children with pulmonary atresia with ventricular septal defect. J Am Coll Cardiol，2006，47（7）：1448-1456.

［3］ZHENG S，YNAG K，LI K，et al. Establishment of right ventricle- pulmonary artery continuity as the first-stage palliation in older infants with pulmonary atresia with ventricular septal defect may be preferable to use of an arterial shunt. Interact Cardiovasc Thorac Surg，2014，19（1）：88-94.

［4］MEINEL F G，HUDA W，SCHOEPF U J，et al. Diagnostic accuracy of CT angiography in infants with tetralogy of Fallot with pulmonary atresia and major aortopulmonary collateral arteries. J Cardiovasc Comput Tomogr，2013，7（6）：367-375.

［5］MACKIE A S，GAUVREAU K，PERRRY S B，et al. Echocardiographic predictors of aortopulmonary collaterals in infants with tetralogy of Fallot and pulmonary atresia. J Am Coll Cardiol，2003，41（5）：852-857.

［6］ASIJA R，ROTH S J，HANLEY F L，et al. Reperfusion pulmonary edema in children with tetralogy of Fallot，pulmonary atresia，and major aortopulmonary collateral arteries undergoing unifocalization procedures：A pilot study examining potential pathophysiologic mechanisms and clinical significance. J Thorac Cardiovasc Surg，2014，148（4）：1560-1565.

［7］TCHERVENKOV C I，ROY N. Congenital Heart Surgery Nomenclature and Database Project：pulmonary atresia--ventricular septal defect.Ann Thorac Surg，2000，69（4 Suppl）：S97-S105.

［8］BARBERO-MARCIAL M，JATENE A D. Surgical management of the anomalies of the pulmonary arteries in the tetralogy of Fallot with pulmonary atresia. Semin Thorac Cardiovasc Surg，1990，2（1）：93-107.

［9］SMYLLIE J H，SUTHERLAND G R，KEEETON B R. The value of Doppler color flow mapping in determining pulmonary blood supply in infants with pulmonary atresia with ventricular septal defect. J Am Coll Cardiol，1989，14（7）：1759-1765.

［10］MCGOON D C，BAIRD D K，DAVIS G D. Surgical management of large bronchial collateral arteries with pulmonary stenosis or atresia.Circulation，1975，52（1）：109-118.

［11］FALETRA F，GIARDINA A，PETRONI R，et al. Evaluation of pulmonary atresia with 64-slice multidetector computed tomography（MDCT）. Echocardiography，2007，24（9）：998-999.

［12］RYAN J R，MOE T G，RICHARDSON R，et al. A novel approach to neonatal management of tetralogy of Fallot，with pulmonary atresia，and multiple aortopulmonary collaterals. JACC Cardiovasc Imaging，2015，8（1）：103-104.

［13］MAINWARING R D，MARGETSON T D，MCCARTHY P，et al. Measurement of residual collateral flow in pulmonary atresia with major aortopulmonary collaterals. Ann Thorac Surg，2019，108（1）：154-159.

［14］REDDY V M，PETROSSIAN E，MCELHINNEY D B，et al. One-stage complete unifocalization in infants：when should the ventricular septal defect be closed. J Thorac Cardiovasc Surg，1997，113（5）：858-868.

［15］GEVA T，GREIL G F，MARSHALL A C，et al. Gadolinium-enhanced 3- dimensional magnetic resonance angiography of pulmonary blood supply in patients with complex pulmonary stenosis or atresia：comparison with X-ray angiography. Circulation，2002，106（4）：473-478.

［16］KERSTING-SOMMERHOFF B A，SECHTEM U P，HIGGINS C B. Evaluation of pulmonary blood supply by nuclear magnetic resonance imaging in patients with pulmonary atresia. J Am Coll Cardiol，1988，11

（1）：166-171.

[17] BAQUE J，PAUL J F. Evaluation of pulmonary atresia with magneticresonance imaging. Heart，2002，87（2）：159.

[18] HOFBECK M，RAUCH A，BUHEITEL G，et al. Monosomy 22q11 in patients with pulmonary atresia，ventricular septal defect，and major aortopulmonary collateral arteries. Heart，1998，79（2）：180-185.

[19] MOMMA K，KONDO C，MATSUOKA R. Tetralogy of Fallot with pulmonary atresia associated with chromosome 22q11 deletion. J Am Coll Cardiol，1996，27（1）：198-202.

[20] BAUSER-HEATON H，BORQUEZ A，HAN B，et al.Programmatic approach to management of tetralogy of Fallot with major aortopulmonary collateral arteries：a 15-year experience with 458 patients. Circ Cardiovasc Interv，2017，10（4）：e004952.

[21] GERELLI S，VAN STEENBERGHE M，MURTUZA B，et al. Neonatal right ventricle to pulmonary connection as a palliative procedure for pulmonary atresia with ventricular septal defect or severe tetralogy of Fallot. Eur J Cardiothorac Surg，2014，45（2）：278-288.

[22] KOSTOLNY M，SCHREIBER C，HESS J，et al. Successful primary correction of tetralogy of Fallot with pulmonary atresia and aortopulmonary window in a 2，220-g neonate with a valved bovinejugular vein conduit. Herz，2004，29（7）：710-712.

[23] DI DONATO R M，JONAS R A，LANG P，et al. Neonatal repair of tetralogy of Fallot with and without pulmonary atresia. J Thorac Cardiovasc Surg，1991，101（1）：126-137.

[24] WATANABE N，MAINWARING R D，REDDY V M，et al. Early complete repair of pulmonary atresia with ventricular septal defect and major aortopulmonary collaterals. Ann Thorac Surg，2014，97（3）：909-915.

[25] MAINWARING R D，REDDY V M，PERRY S B，et al. Late outcomes in patients undergoing aortopulmonary window for pulmonary atresia/stenosis and major aortopulmonary collaterals. Ann Thorac Surg，2012，94（3）：842-848.

[26] ZHU J，MEZA J，KATO A，et al. Pulmonary flow study predicts survival in pulmonary atresia with ventricular septal defect and major aortopulmonary collateral arteries. J Thorac Cardiovasc Surg，2016，152（6）：1494-1503.

[27] KIM H，SUNG SC，CHOI K H，et al. A central shunt to rehabilitate diminutive pulmonary arteries in patients with pulmonary atresia with ventricular septal defect. J Thorac Cardiovasc Surg，2015，149（2）：515-520.

[28] SOQUET J，LIAVA'A M，EASTAUGH L，et al. Achievements and limitations of a strategy of rehabilitation of native pulmonary vessels in pulmonary atresia，ventricular septal defect，and major aortopulmonary collateral arteries. Ann Thorac Surg，2017，103（5）：1519-1526.

[29] REDDY V M，MCELHINNEY D B，AMIN Z，et al. Early and intermediate outcomes after repair of pulmonary atresia with ventricular septal defect and major aortopulmonary collateral arteries：experience with 85 patients. Circulation，2000，101（15）：1826-1832.

[30] METRAS D，CHETAILLE P，KREITMANN B，et al. Pulmonary atresia with ventricular septal defect，extremely hypoplastic pulmonary arteries，major aorto-pulmonary collaterals. Eur J Cardiothorac Surg，2001，20（3）：590-597.

[31] ZAHOREC M，HRUBSOVA Z，SKRAK P，et al. A comparison of Blalock-Taussig shunts with and without closure of the ductus arteriosus in neonates with pulmonary atresia. Ann Thorac Surg，2011，92（2）：653-658.

[32] BRIZARD C P，LIAVA'A M，d'Udekem Y. Pulmonary atresia，VSD and Mapcas：repair without unifocalization. Semin Thorac Cardiovasc Surg Pediatr Card Surg Annu，2009：139-144.

[33] MUMTAZ M A, ROSENTHAL G, QURESHI A, et al. Melbourne shunt promotes growth of diminutive central pulmonary arteries in patients with pulmonary atresia, ventricular septal defect, and systemic-to-pulmonary collateral arteries. Ann Thorac Surg, 2008, 85（6）: 2079-2084.

[34] DUNCAN B W, MEE R B, PRIETO L R, et al. Staged repair of tetralogy of Fallot with pulmonary atresia and major aortopulmonary collateral arteries. J Thorac Cardiovasc Surg, 2003, 126（3）: 694-702.

[35] BAROZZI L, BRIZARD C P, GALATI J C, et al. Side-to-side aorto-GoreTex central shunt warrants central shunt patency and pulmonary arteries growth. Ann Thorac Surg, 2011, 92（4）: 1476-1482.

[36] Fouilloux V, Bonello B, KammacheI, et al. Management of patients with pulmonary atresia, ventricular septal defect, hypoplastic pulmonary arteries and major aorto-pulmonary collaterals: Focus on the strategy of rehabilitation of the native pulmonary arteries. Arch Cardiovasc Dis, 2012, 105（12）: 666-675.

[37] YUAN S M, MISHALY D, SHINDELD A, et al. Right ventricular outflow tract reconstruction: valved conduit of choice and clinical outcomes. J Cardiovasc Med（Hagerstown）, 2008, 9（4）: 327-337.

[38] MIYAZAKI T, YAMAGISHI M, MAEDA Y, et al. Long-term outcomes of expanded polytetra fluoroethylene conduits with bulging sinuses and a fan-shaped valve in right ventricular outflow tract reconstruction.J Thorac Cardiovasc Surg, 2018, 155（6）: 2567-2576.

[39] NØRGAARD M A, ALPHONSO N, COCHRANE A D, et al. Major aorto- pulmonary collateral arteries of patients with pulmonary atresia and ventricular septal defect are dilated bronchial arteries. Eur J Cardiothorac Surg, 2006, 29（5）: 653-658.

[40] CARRILLO S A, MAINWARING R D, PATRICK W L, et al. Surgical repair of pulmonary atresia with ventricular septal defect and major aortopulmonary collaterals with absent intrapericardial pulmonary arteries.Ann Thorac Surg, 2015, 100（2）: 606-614.

[41] DAVIDSON J, TONG S, HANCOCK H, et al. Prospective validation of the vasoactive-inotropic score and correlation to short-term outcomes in neonates and infants after cardiothoracic surgery. Intensive Care Med, 2012, 38（7）: 1184-1190.

[42] GAIES M G, JEFFRIES H E, NIEBLER R A, et al. Vasoactive-inotropic score is associated with outcome after infant cardiac surgery: an analysis from the Pediatric Cardiac Critical Care Consortium and Virtual PICU System Registries. Pediatr Crit Care Med, 2014, 15（6）: 529-537.

[43] HONJO O, AL-RADI OO, MACDONALD C, et al. The functional intraoperative pulmonary blood flow study is a more sensitive predictor than preoperative anatomy for right ventricular pressure and physiologic tolerance of ventricular septal defect closure after complete unifocalization in patients with pulmonary atresia, ventricular septal defect, and major aortopulmonary collaterals.Circulation, 2009, 120（11 Suppl）: S 46-S 52.

[44] CHETAILLE P, FRAISSE A, GHEZ O, et al. Rehabilitation of hypoplastic pulmonary arteries and anatomic correction of pulmonary atresia with interventricular communication. Arch Mal Coeur Vaiss, 2001, 94（5）: 446-451.

[45] SCHOUVEY S, DRAGULESCU A, GHEZ O, et al. Rehabilitation of hypoplastic pulmonary arteries in pulmonary atresia with ventricular septal defect. Medium term results. Arch Mal Coeur Vaiss, 2007, 100（5）: 422-427.

【授权文章】陈欣欣，李守军代表国家心血管病专家委员会先天性心脏病专业委员会．先天性心脏病外科
治疗中国专家共识（三）：肺动脉闭锁合并室间隔缺损．中国胸心血管外科临床杂志，2020,
27（4）: 401－407. doi: 10.7507/1007－4848.202002040

先天性心脏病外科治疗中国专家共识（四）：室间隔完整型肺动脉闭锁

【关键词】 先天性心脏病；肺动脉闭锁；外科治疗；专家共识

室间隔完整型肺动脉闭锁（pulmonary atresia with intact ventricular septum，PA/IVS）是一种少见的发绀型先天性心脏病，占先天性心脏病的 1%～3%[1]。PA/IVS 的病理解剖包括肺动脉瓣的完全梗阻、发育不良且发育程度不等的右心室及三尖瓣、伴或不伴冠状动脉畸形。该病自然病死率极高，如不进行药物治疗和手术干预，患儿 2 周内死亡率达 50%，6 个月内死亡率为 85%。鉴于 PA/IVS 病理解剖的复杂性和多样性，其治疗方法尚有争议。为了相对规范 PA/IVS 的外科治疗策略，我们结合文献提供的循证资料和专家意见，制定该专家共识。

1 方法与证据

本共识采用国际通用的 Delphi 程序，检索 MEDLINE、The Cochrane Library、万方数据库及 NCCN 指南等，回顾性分析 1978 年 1 月至 2019 年 2 月关于 PA/IVS 的文献，通过专家讨论结果筛选存在争议的调查项目，根据文献提供的循证资料和专家讨论意见，最终形成以下共识。

共识采用的推荐级别：Ⅰ类，已证实和（或）一致公认有效，专家组有统一认识；Ⅱa 类，有关证据 / 观点倾向于有用或有效，应用这些操作或治疗是合理的，专家组有小争议；Ⅱb 类，有关证据 / 观点尚不能被充分证明有用或有效，但可以考虑使用，专家组有一定争议；Ⅲ类，已证实和（或）公认无用或无效，不推荐使用。

共识采用的证据水平：A. 数据来源多中心随机对照试验或 Meta 分析或大型注册数据库；B. 数据来源于单个随机对照试验或非随机研究；C. 数据仅来源于专家共识或病例报告。

2 病理解剖和分型

PA/IVS 解剖变异大，病理改变涉及肺动脉瓣、右心室、三尖瓣及冠状动脉。肺动脉瓣多表现为隔膜样闭锁，少部分为肌性闭锁；右心室多数发育不良，结构变异很大，从有可辨认的右心室三部分到仅有流入部的原始右心室。三尖瓣除了瓣叶、

通讯作者：郑景浩（Email：zhengjh210@163.com）、李守军（Email：drlishoujunfw@163.com）代表国家心血管病专家委员会先天性心脏病专业委员会
主笔专家：上海交通大学医学院附属上海儿童医学中心　郑景浩、何晓敏
审稿专家：福建省妇幼保健院　曹华
　　　　　湖南省儿童医院　黄鹏

腱索和乳头肌有一定的解剖畸形，其瓣环常常有不同程度的发育不良。PA/IVS 常合并冠状动脉畸形，多为右心室冠状动脉瘘，约 10% 的患者合并冠状动脉狭窄或闭塞，依靠右心室冠状动脉瘘供应冠状动脉血流，即右室依赖性冠状动脉循环（RVDCC）[2]。少数 PA/IVS 合并右心室扩大、肺动脉及分支发育不良及粗大体肺侧支，本共识不予讨论。

依据 Bull 等 [3] 提出的病理解剖形态分类和先天性心脏病外科医师协会（CHSS）提出的三尖瓣 Z 值大小分类 [4-5]，推荐可将右心室发育分为 3 种类型：

（1）右心室发育良好或轻度发育不良：右心室流入道、小梁部和流出道均存在，三尖瓣 Z 值 ≥ -2；（2）右心室中度发育不良：右心室小梁部因心肌增殖肥厚被闭塞或缺如，仅有流入道、流出道两部分，三尖瓣 Z 值在 -4～-2；

（3）右心室重度发育不良：右心室仅有流入道，三尖瓣 Z 值 ≤ -4；对于合并 RVDCC 的 PA/IVS 应单独讨论（ⅠA）。

3 诊断学检查

PA/IVS 的诊断学检查，主要是明确右心室和三尖瓣的发育情况、肺动脉瓣的闭锁类型和冠状动脉的解剖特征。

3.1 心脏超声

心脏超声是 PA/IVS 的常规检查，能够诊断该病并评估右心室的发育情况、三尖瓣的解剖特点和瓣环发育情况、肺动脉瓣和肺动脉的发育情况及冠状动脉是否存在畸形，提供确诊和分型的依据，指导外科手术方式的选择。

超声测定的三尖瓣与二尖瓣直径的比值，该指标可作为参考指标提供一些右心室发育程度的证据 [6]。新生儿三尖瓣与二尖瓣直径的比值 < 0.7，提示右室发育不良，建议在一期手术时加做体肺分流（ⅡaB）。

其不足之处对于冠状动脉畸形的判断不够准确，应进一步行心导管检查明确。对于没有条件行心导管检查的单位，可根据三尖瓣 Z 值预测冠状动脉畸形。有证据提示三尖瓣 Z 值越小，同时存在冠状动脉畸形可能越大，甚至有学者认为 Z 值 < -2.5 即有助于预测冠状动脉瘘和 RVDCC[7-8]（ⅡbC）。

3.2 心导管检查

怀疑合并冠状动脉畸形的 PA/IVS，建议行心导管检查，能够直观显示冠状动脉畸形及特点，评估冠状动脉瘘的位置和大小（ⅠA），并提供右心室形态学和部分指标，如右心室指数（RVI）[9]、右心室发育指数（RVDI）[10]，辅助判断右心室发育情况（ⅡaC）。

3.3 CT 和 MRI

CT 和 MRI 在 PA/IVS 诊断中不常规使用。

4 手术适应证及术式选择

PA/IVS 因肺循环血流完全依赖动脉导管的开放，一旦动脉导管闭合或有闭合趋势，将很快出现严重缺氧及进行性酸中毒，危及生命，故新生儿期一经诊断即应尽早进行手术治疗，多数情况需要急诊或限期手术。

PA/IVS 外科治疗原则是通过一期手术尽可能建立一个右心室－肺动脉的前向血流以促进右心室及三尖瓣发育，并提供确切的肺循环血供以改善体循环动脉血氧饱和度（SaO$_2$），最终尽可能实施双心室矫治术。但对于右心室发育很差，或伴有RVDCC的病例，目的是保证肺循环血供，将来采用 Fontan 类手术方法进行单心室矫治术。而对于右心室介于两者之间的患儿则可采用一个半心室修补术。

4.1 右心室发育良好或轻度发育不良

初期手术可先行右心室肺动脉血流开通术［经胸肺动脉瓣球囊扩张（Hybrid）术、直视下肺动脉瓣切开术、经皮介入肺动脉瓣扩张术等］，3～6个月再完成双心室矫治术或继续随访观察。若就诊年龄较大，可直接一期完成双心室矫治术（ⅠB）。

4.2 右心室中度发育不良

初期手术先行右心室肺动脉血流开通术，可同时行体肺分流动脉导管结扎，保持稳定且足够的肺循环血供，使患者维持较高氧分压以平稳度过术后早期。就诊年龄较大的患者特别是合并肺动脉瓣肌性闭锁者，初期可行右心室流出道补片扩大术。6个月以后经心脏超声和心导管检查评估，如右心室发育不良已转为轻度，心房水平右向左分流变为轻度或双向分流，三尖瓣反流从重度转为轻度，三尖瓣 Z 值 > -2，则可完成双心室矫治术；如三尖瓣 Z 值仍在 -4～-2，右心室虽具有功能，但还不足以支持整个肺循环血流，行一个半心室修补术[11]（ⅡaB）。

4.3 右心室重度发育不良或合并 RVDCC

初期手术仅能行体肺分流术，包括改良 Blalock-Taussig（B-T）分流术、中心分流术，终期完成 Fontan 类手术（ⅠB）。

5 手术方法

5.1 手术前管理

所有患儿禁吸氧，使用前列腺素 E₁ 保持动脉导管开放，维持肺循环血流，若出现呼吸抑制，可予机械通气。一旦出现氧饱和度难以维持、代谢性酸中毒加重，随时准备急诊手术（ⅡaB）。

5.2 右心室肺动脉血流开通术

5.2.1 非体外循环下 Hybrid 术　通过内科介入和外科手术治疗相互结合应用的治疗模式称为 Hybrid 或镶嵌治疗。目前已在国内多数中心开展，效果满意（ⅡaB）。

手术操作：胸骨正中切口或胸骨下段切口，肝素化（1 mg/kg）后于右心室流出道表面缝荷包，在经食管超声引导下置入穿刺鞘管。确认穿刺针对准刺破闭锁的膜性肺动脉瓣后，在钢丝引导下放入球囊扩张管，球囊扩张后利用超声实时观察肺动脉瓣压差变化。若压差仍 > 30 mmHg，则选择比初次扩张球囊大 1～2 号的球囊管重复扩张。

与介入下肺动脉瓣球囊扩张术或直视下肺动脉瓣切开术相比，镶嵌治疗具有如下优势：①操作更简单；②利用经食管超声监测，可避免 X 线辐射；③避免了体外循环及相关并发症，缩短手术后呼吸机辅助和监护室时间；④术中如出现右心室壁或肺动脉壁的破裂、出血或恶性心律失常，均可在直视下予以处理，增加手术安全性；⑤术中或术后早期氧饱和度难以维持者，可术中同时加做体肺分流术，以免发生缺氧，避免再次手术[12-14]。

5.2.2 肺动脉瓣直视切开术　大多数中心在并行体外循环下行肺动脉瓣切开成形术，个别中心有开展非体外循环下经肺动脉行肺动脉瓣切开术[15]。

手术操作：常规通过主动脉和双腔静脉插管建立体外循环，常温下在经肺动脉切口，切开融合的肺动脉瓣。该手术一般不需要同期行右室流出道补片术；须保留卵圆孔或房间隔交通（ⅡbB）。

5.2.3　右心室流出道补片扩大术　采用并行体外循环下右心室流出道到肺动脉的跨瓣补片，可使用 5/0 everpoin 缝线连续缝合进行补片加宽右心室流出道，并切除少量右心室肥厚的壁束，术毕可同期结扎动脉导管未闭（PDA）或使其自然闭合，若术毕动脉血 SaO_2 明显低于 70% 则需加做体肺分流术并结扎 PDA。

该方法右心室肺动脉血流开通满意。但需体外循环，对手术技术要求较高，同时跨瓣补片也会导致肺动脉瓣反流，增加右心室负荷，围手术期低心排血量发生率较高，也增加再次手术的可能[16]，现已较少应用（ⅢB）。

5.2.4　介入下肺动脉瓣球囊扩张术　介入下肺动脉瓣球囊扩张术是利用激光或射频肺动脉瓣打孔后再进行球囊扩张[17-19]。一方面此技术因径路和血管大小限制常有右心室破裂穿孔、三尖瓣乳头肌或腱索损伤等并发症发生；另一方面术后需要长时间应用前列腺素 E_1 维持动脉导管开放，来维持相对合适的围手术期氧饱和度，仍有约 1/3 以上患者需再次行外科体肺分流术。因此，虽然该技术目前国外应用较多，但是限于设备要求及存在的并发症，国内小儿心内科很少开展（ⅡbB）。

5.2.5　围手术期管理　右心室轻中度发育不良患者行右心室肺动脉前向血流开通术同时是否同期行体肺分流术及动脉导管结扎术仍有争议。

有专家建议简单依据术毕动脉血 SaO_2 进行判断[20]：若 SaO_2 明显提高至 85% 以上，同期套扎 PDA 并监测 SaO_2；如 SaO_2 明显下降且低于 75% 则维持 PDA 开放；若 SaO_2 明显低于 70%，则需加做体肺分流术并结扎 PDA（ⅡaC）。

也有专家建议新生儿行右心室肺动脉前向血流开通术同时结扎 PDA 和行改良 B-T 术。这样有利于稳定血氧饱和度，术后循环平稳，加快恢复；同时避免动脉导管和右心室到肺动脉的血流对冲而影响肺循环血供（ⅡaC）。

5.3　体肺分流术

手术操作：体肺分流术包括改良 B-T 分流术和中心分流术。前者通过膨体聚四氟乙烯（ePTFE）人造血管连接一侧锁骨下动脉和肺动脉，后者则在升主动脉、肺动脉干之间采用 ePTFE 人造血管架桥。为保证相对合适的肺循环血流，建议使用改良 B-T 分流术。新生儿常规使用直径 3.5 mm 管道，体重 < 2.5 kg 的可选用 3 mm 管道（ⅠB）。

5.4　双心室矫治术

PA/IVS 患者在经历初期手术后，部分患者自愈；部分患者可通过介入行体肺分流封堵房间隔分流封堵，避免外科手术完成双心室矫治。

手术包括残余右心室流出道梗阻解除、如有体肺分流通道予关闭、三尖瓣中重度反流则行三尖瓣成形或置换、肺动脉瓣成形、同时关闭房间隔缺损。对一些高风险病例，建议术后保留部分房间隔缺损[21]，这样有利于缓解右心室的容量负荷及降低右心房和体静脉的压力（ⅠB）。

5.5　一个半心室修补术

手术包括双向上腔静脉肺动脉吻合，残余右心室流出道梗阻解除，如有体肺分流通道予关闭，三尖瓣中重度反流则行三尖瓣成形或置换根据右心室和三尖瓣发育情况决定是否保留部分房间隔缺损。对处于中间状态是否该行一个半心室修补术还是 Fontan 手术时，建议应积极选择 Fontan 手术（ⅡaB）。

5.6 单心室矫治术

在3～6个月时行心导管检查，行双向腔肺动脉吻合及体肺动脉分流去除术。然后，根据患儿的生长发育情况和肺血管条件，在2～4岁完成全腔静脉－肺动脉吻合（Fontan类手术）。RVDCC患者行Fontan类手术必须保持右心室压力，同时扩大房间隔，使含氧血进入右心室供应冠状动脉[22]（ⅠA）。

6 预后

PA/IVS患者术后生存率在过去10多年间已经有了明显提高，得益于手术方式从早年体外循环下右心室肺动脉血流开通手术为主到近年常温下右心室肺动脉前向血流开通术的广泛应用[23]。主要死亡危险因素和三尖瓣Z值偏小、右心室严重发育不良和RVDCC相关[24-26]。经皮介入和外科经胸Hybrid的选择仍有争议[19]。PA/IVS总的治疗原则是通过一期手术促进右心室及三尖瓣发育，尽可能实施双心室矫治术。但PA/IVS患儿术后活动能力的改善到底是否双心室矫治优于单心室纠治等还一直存在争议[24]。大多数中心认为PA/IVS的远期生存率和右心室、三尖瓣初始发育情况相关。对于初始三尖瓣Z值偏小的患儿，即使勉强行双心室矫治术，远期的活动能力仍会受到影响，因此建议对于右室发育处于临界边缘的PA/IVS患儿，行一个半心室或单心室纠治可能会获得更好的远期结果[25-30]。

参考文献

[1] SUBRAMANIAN S，WAGNER H，TSEHAI G，et al. Pulmonary atresia with intact ventricular septum. Ann Chir Infant，1972，13（4）：225-228.

[2] 丁文祥，苏肇伉. 现代小儿心脏外科学. 济南：山东科学技术出版社，2013：492-504.

[3] BULL C，DE LEVEAL M R，MERCANTI C，et al. Pulmonary atresiaand intact ventricular septum：a revised classification. Circulation，1982，66（2）：266-272.

[4] HANLEY F L，SADE R M，BLACKSTONE E H，et al. Outcomes in neonatal pulmonary atresia with intact ventricular septum. A multi-institutional study. J Thorac Cardiovasc Surg，1993，105（3）：406-427.

[5] 祝忠群，刘锦纷，苏肇伉，等. 室间隔完整型肺动脉闭锁的个体化手术治疗. 中华医学杂志，2008，88（11）：738-741.

[6] MINICH L L，TANI L Y，RITTER S，et al. Usefulness of the preoperative tricuspid/mitral valve ratio for predicting outcome in pulmonary atresia with intact ventricular septum. Am J Cardiol，2000，85（11）：1325-1328.

[7] CHEUNG E W，RICHMOND M E，TURNER M E，et al. Pulmonary atresia/intact ventricular septum：influence of coronary anatomy on single-ventricle outcome. Ann Thorac Surg，2014，98（4）：1371-1377.

[8] AHMED A A，SNODGRASS B T，KAINE S. Pulmonary atresia with intact ventricular septum and right ventricular dependent coronary circulation through the "vessels of Wearn". Cardiovasc Pathol，2013，22（4）：298-302.

[9] LEWIS A B，WELLS W，LINDESMITH G G. Right ventricular growth potenrial in neonates with pulmonary atresia and intact ventri cularseptum. J Thorac Cardiovasc Surg，1986，91（6）：835-840.

[10] YONSIMURA N，YAMAGUCHI M，OHASHI H，et al. Pulmonary atresia with intact ventricular septum：strategy based on right ventricular morphology. J Thorac Cardiovasc Surg，2003，126（5）：1417-1426.

[11] NUMATA S，UEMURA H，YAGIHARA T，et al. Long-term functional results of the one and one

half ventricular repair for the spectrum of patients with pulmonary atresia/stenosis with intact ventricular septum. Eur J Cardiothorac Surg，2003，24（4）：516-520.

[12] ZHANG H，LI S J，LI Y Q，et al. Hybrid procedure for the neonatal management of pulmonary atresia with intact ventricular septum. J Thorac Cardiovasc Surg，2007，133（6）：1654-1656.

[13] BURKE R P，HANNAN R L，ZABINSKY J A，et al. Hybrid ventricular decompression in pulmonary atresia with intact septum. Ann Thorac Surg，2009，88（2）：688-689.

[14] LI S，CHEN W，ZHANG Y，et al. Hybrid therapy for pulmonary atresia with intact ventricular septum. Ann Thorac Surg，2011，91（5）：1467-1471.

[15] SANO S，ISHINO K，KAWADA M，et al. Staged biventricular repair of pulmonary atresia or stenosis with intact ventricular septum. AnnThorac Surg，2000，70（5）：1501-1506.

[16] MCLEAN K M，PEARL J M. Pulmonary atresia with intact ventricular septum：initial management. Ann Thorac Surg，2006，82（6）：2214-2220.

[17] MARASINI M，GORRIERRI P F，TUO G，et al. Long-term results of catheter-based treatment of pulmonary atresia and intact ventricular septum. Heart，2009，95（18）：1520-1524.

[18] HASAN B S，BAUTISTA-HERNANDEZ V，MCELHINNEY D B，et al. Outcomes of transcatheter approach for initial treatment of pulmonary atresia with intact ventricular septum. Catheter Cardiovasc Interv，2013，81（1）：111-118.

[19] HIRATA Y，CHEN J M，QUAEGEBEUR J M，et al. Pulmonary atresia with intact ventricular septum：limitations of catheter-based intervention. Ann Thorac Surg，2007，84（2）：574-580.

[20] 郑景浩，徐志伟，刘锦纷，等. 室间隔完整型肺动脉闭锁手术治疗的个体化方案. 中华胸心血管外科杂志，2013，29（2）：69-72.

[21] LAKS H，PEARL J M，DRINKWATER D C，et al. Partial biventricularrepair of pulmonary atresia with intact ventricular septum. Use of an adjustable atrial septal defect. Circulation，1992，86（5 Suppl）：Ⅱ159-Ⅱ166.

[22] GULESERIAN K J，ARMSBY L B，THIAGARAJIAN R R，etal.Naturalhistory of pulmonary atresia with intact ventricular septum and right- ventricle-dependent coronary circulation managed by the single-ventricle approach. Ann Thorac Surg，2006，81（6）：2250-2258.

[23] ASHBURN D A，BLACKSTONE E H，WELLS W J，et al. Determinants of mortality and type of repair in neonates with pulmonary atresia and intact ventricular septum. J Thorac Cardiovasc Surg，2004，127（4）：1000-1008.

[24] LIAVA'A M，BROOKS P，KONSTANTINOV I，et al. Changing trends in the management of pulmonary atresia with intact ventricular septum：the Melbourne experience. Eur J Cardiothorac Surg，2011，40（6）：1406-1411.

[25] ZHENG J H，GAO B T，ZHU Z Q，et al. Surgical results for pulmonary atresia with intact ventricular septum：a single-centre 15-year experience and medium-term follow-up. Eur J Cardiothorac Surg，2016，50（6）：1083-1088.

[26] ELIAS P，POH CL，DU PLESSIS K，et al. Long-term outcomes of single- ventricle palliation for pulmonary atresia with intact ventricular septum：Fontan survivors remain at risk of late myocardial ischaemia and death. Eur J Cardiothorac Surg，2018，53（6）：1230-1236.

[27] MT Y P，CHEUNG Y F. Assessment of right and left ventricular function by tissue Doppler echocardiography in patients after biventricular repair of pulmonary atresia with intact ventricular septum. Int J Cardiol，2006，109（3）：329-334.

[28] ROMEIH S，GROENINK M，VAN DER PLAS M N，et al. Effect of age on exercise capacity and cardiac reserve in patients with pulmonary atresia with intact ventricular septum after biventricular repair. Eur J

Cardiothorac Surg，2012，42（1）：50-55.

[29] ROMEIH S，GROENINK M，ROEST A A，et al. Exercise capacity and cardiac reserve in children and adolescents with corrected pulmonary atresia with intact ventricular septum after univentricular palliation and biventricular repair. J Thorac Cardiovasc Surg，2012，143（3）：569-575.

[30] KARAMLOU T，POYNTER J A，WALTERS H L 3rd，et al. Long-term functional health status and exercise test variables for patients with pulmonary atresia with intact ventricular septum：a Congenital Heart Surgeons Society study. J Thorac Cardiovasc Surg，2013，145（4）：1018-1027.

【授权文章】郑景浩，李守军代表国家心血管病专家委员会先天性心脏病专业委员会. 先天性心脏病外科治疗中国专家共识（四）：室间隔完整型肺动脉闭锁. 中国胸心血管外科临床杂志，2020，27（5）：479－483. doi：10.7507/1007－4848.202002110

先天性心脏病外科治疗中国专家共识（五）：再次开胸手术

【关键词】 先天性心脏病；外科手术；再次开胸；治疗；专家共识

随着先天性心脏病（先心病）外科手术治疗的广泛开展，先心病手术愈加复杂化、小龄化及多元化，患者术后生存率和生活质量也越来越高，85% 的先心病婴幼儿经手术治疗后能生存至成年期，这一群体近年来呈快速增长趋势[1]。而不少复杂先心病分期治疗和（或）术后相关并发症需要再次甚至多次手术治疗，再次开胸手术数量正在逐年增加。有文献[2]报道北美地区再次手术占全部先心病手术量近 1/3。

再次开胸手术可分为计划性和非计划性，计划性再次手术主要针对婴幼儿及复杂先心病有计划地分期治疗，非计划性再次手术主要处理残留或新发心脏畸形，包括需要治疗的术后短期并发症（如出血）、长期并发症（如缺损残余分流、反流或继发病变等）。可以预见，我国婴幼儿心脏病术后及成人先心病的数量会越来越多，各种原因导致的再次或多次开胸手术治疗数量也会不断增加，因此，特制定此专家共识，以期为临床治疗提供借鉴和指导。

1 方法与证据

本共识采用国际通用的 Delphi 程序，检索 Medline、Cochrane Library、万方数据库及 NCCN 指南等，回顾性分析 1984 年 1 月至 2019 年 2 月关于再次开胸手术文献，通过专家讨论结果筛选存在争议的调查项目，根据文献提供的循证资料和专家讨论意见，最终达成以下共识。

共识采用的推荐级别：Ⅰ类，已证实和（或）一致公认有效，专家组有统一认识；Ⅱa 类，有关证据 / 观点倾向于有用或有效，应用这些操作或治疗是合理的，专家组有小争议；Ⅱb 类，有关证据 / 观点尚不能被充分证明有用或有效，但可以考虑使用，专家组有一定争议；Ⅲ类，已证实和（或）公认无用或无效，不推荐使用。

共识采用的证据水平：A. 数据来源于多中心随机对照试验或 Meta 分析或大型注册数据库；B. 数据来源于单个随机对照试验或非随机研究；C. 数据仅来源于专家共识或病例报告。

通讯作者：孙国成（Email：sunguoch@fmmu.edu.cn）、李守军（Email：drlishoujunfw@163.com）代表国家心血管病专家委员会先天性心脏病专业委员会
主笔专家：空军军医大学西京医院心血管外科　孙国成、韩跃虎
审稿专家：中南大学湘雅二医院　　吴忠仕
　　　　　中国医学科学院阜外医院　　杨克明

2 风险因素与再次手术的时机

再次开胸手术与围手术期发病率及死亡率相关的重要因素包括年龄偏大或偏小、早产儿、低出生体重儿、女性、术前有心力衰竭或心源性休克及肾功能衰竭等，成人患者有卒中病史、肥胖及冠状动脉旁路移植病史及其他突发情况[3-6]，其他因素还包括接触辐射史等（ⅠA）。如再次手术开胸及心脏剥离过程中出现大出血，则死亡率将从 6.5% 显著增至 25.0%[7]（ⅡaB）。

再次手术次数是影响术后早期死亡的重要因素，第 1 次和第 2 次手术会增加手术死亡率，第 3 次及以后再次手术的死亡率会显著增加[8]（ⅠB）。纵隔粘连程度对手术风险影响重大，其主要取决于初次手术至二次手术的间隔时间。初次手术后 6～12 个月内行再次手术，往往由于血管和组织粘连严重增加正中开胸难度，影响预后[9-10]。一般来说，再次手术距前次手术间隔时间越久（不包括计划性二次手术），组织及血管粘连的程度越轻，手术过程中的出血风险和相关并发症的发病率也相对较低（ⅡaC）。除了两次手术间隔时间外，再次手术应该在严重的心室功能障碍出现之前进行，这样能降低围手术期的死亡率和发病率，特别是当存在反流性瓣膜病变导致心室持续性扩大和功能损害的情况下[11]（ⅡaC）。

3 术前评估

详细了解前次手术情况，包括诊断、决策制定、手术具体步骤和术中探查情况；了解术中有无应用特殊材料（各种补片、人工血管、同种瓣、牛颈静脉及防粘连材料等）；有无冠状动脉畸形；明确关胸时固定胸骨的材料、数量；清楚既往有无胸壁切口感染、清创病史；查看术前切口位置，有无胸壁畸形（鸡胸、舟状胸等）。

3.1 胸部 X 线片

简单实用，能够查看胸部骨骼状态、心脏大小、前次术后胸骨固定情况、钢丝数量等，侧位片可显示前纵隔及胸骨后间隙大小，评估粘连程度，有助于再次开胸（ⅡbC）。

3.2 超声心动图

超声心动图对于了解心脏解剖结构和心室功能非常重要。除了评估心内解剖畸形，还应注意以下内容（ⅠA）：①评估心室功能，因为心肌功能减退是早期死亡和最终预后不佳的独立风险因素[12]；②有无心内分流或残余房、室间隔缺损，再次手术在尚未阻断主动脉心脏停跳情况下，心脏撕裂或破口，极易增加空气栓塞的风险；③是否存在主动脉瓣反流，当主动脉瓣反流时，左心室减压对于避免心室张力过大导致的心内膜下心肌缺血及诱发室性心律失常至关重要[13]；④经食管超声能够在体外循环转机后持续观察心室的收缩和舒张状况，并能持续监测心腔内的空气气泡。还可以通过超声造影的方法，再次确认心房间是否存在交通。

3.3 计算机断层扫描（computedtomography，CT）

再次手术之前，了解心脏结构（心腔和大血管）及与胸壁的相互位置关系非常重要，特别是冠状动脉、外管道、扩张的升主动脉、扩张的右心房和右心室可能会靠近或紧贴于胸骨或胸壁下方，这会显著增加再次开胸的难度及风险[14-15]（ⅠA）。近年来 3D 重建技术的应用为外科医师提供了心脏和纵隔结构的解剖模型，更有利于术前方案的制定[16]（ⅡaB）。

3.4 磁共振成像

磁共振成像（magnetic resonance imaging，MRI）和CT类似，能够提供出色的横断层面成像，更有助于了解心腔大小和心室功能（尤其是超声难以评估的右心室大小和功能）。MRI和CT相比具有无辐射的特点，因此更适合长时间系列观察[17]（ⅡaA）。

3.5 心导管、造影检查

依据患者具体情况，可以选择性进行心导管和（或）造影检查。心导管检查可用以评估复杂先心病婴幼儿当前血流动力学情况，如压力测定、肺血管阻力测定等，了解患者病理生理状态，帮助制定手术策略。选择性造影可了解冠状动脉解剖位置、侧支建立情况、心内解剖情况、肺血管发育情况及分流、反流、梗阻的病理生理特点（ⅡaA）。

3.6 外周血管路径评估

提前了解外周血管结构非常重要，因为多种侵入性诊断和（或）治疗可造成颈部、腹股沟等部位的外周动脉、静脉出现瘢痕、狭窄或梗阻。再次高风险开胸有可能选择外周血管插管建立体外循环，可通过超声或其他断层扫描成像技术对血管粗细、走行变异、管腔有无狭窄等进行评估[18]。根据年龄、体重及外周血管情况选择以下插管位点（ⅡaB）：①股动脉或股静脉；②髂动脉或髂静脉；③腋动脉；④颈内静脉（通常右侧）；⑤右心房或升主动脉（右侧开胸路径）；⑥左心室尖（左侧开胸路径）；⑦肺动脉（左侧开胸路径）；⑧腹主动脉。

4 再次开胸手术策略及技巧

4.1 准确的术前评估

包括前次术后胸骨及胸骨后血管组织的粘连情况、是否瘢痕体质、术前准备清单（摇摆锯、备血等），胸壁垫适度抬高胸部，以保持心脏和胸骨之间的间隙。安装永久起搏器患者程控为强制起搏模式，防止使用电刀导致心室颤动（室颤）。预置胸壁外侧除颤电极板可有利于开胸过程中突发室颤的及时有效纠治。术前消毒时注意保留股动静脉等可能的外周插管位点。团队成员间（心外科医生、麻醉医生、体外循环灌注师、手术台上及巡回护士等）充分沟通对于再次手术的成功非常重要（ⅡaC）。

4.2 再次开胸风险评估

如果再次开胸过程中存在心脏或大血管损伤的高风险，包括极度扩大的右心房和右心室、增粗的主动脉紧邻胸骨后、胸骨后有外管道走行、胸骨后有冠状动脉走行，可以直接选择外周插管，如股动静脉或腋动静脉。虽然这一方式并不能完全保护重要的心脏结构，但其优势包括能够充分右心减压、调控血流动力学状况、减少损伤出血、降低心室张力、降低电刀游离时出现室颤的概率。需在术前准备好体外除颤电极和除颤器（ⅡaB）。

4.3 额外的静脉引流

额外的静脉引流可以在再次开胸之前，经右侧颈内静脉穿刺插管完成，这对于计划进行双腔插管的情况更为有利（ⅡaC）。

4.4 选择性使用负压静脉引流

选择性使用负压静脉引流，但在有心内残余分流，特别是开胸过程中出现右侧心腔损伤的情况下避免使用，以免发生空气栓塞。如出现上述情况，除避免使用负压吸引外，还应维持中心静脉压大于6～8 mmHg，避免空气进入低压的右心继而通过分流引起动脉栓塞（ⅡbC）。

4.5 降低空气栓塞风险的措施

其他有助于降低空气栓塞风险的措施

包括积极应用主动脉根部排气、头低脚高位、常规二氧化碳充盈手术部位等。如果主动脉、冠状动脉、左心房或其他左心结构出现损伤，通过深低温停循环或主动脉阻断下修复损伤更安全（ⅡaA）。

4.6　计划性再次手术

需要计划性再次手术的患者，前次手术后使用 0.1 mm Gore-Tex 心包膜补片保护心脏，减轻粘连（ⅡaC）。有研究[19]报道，如果前次手术相对完整地保留自体心包，再次开胸时出现损伤的概率明显降低（ⅡaC）。其他的心包替代物如高分子聚合物是否能减轻炎性粘连还需进一步证实[20-22]（ⅡaC）。

4.7　劈开胸骨

劈开胸骨可采用小型摇摆锯或微型头线锯自下而上进行，胸骨后组织应在直视下采用锐性或钝性分离，由中间向两侧、由下向上逐渐拓展术野。有时需要打开双侧胸膜腔，这样有利于胸骨后组织的扩张和分离，也便于安全地放置胸骨撑开器，对于局限性的操作界面非常重要，能够降低心脏血管组织损伤风险[23-24]（ⅡaB）。

5　外周插管的策略及技巧

外周插管是复杂再次手术顺利进行胸骨切开和降低胸骨后心血管组织损伤风险的重要方法。但外周插管（特别是下肢血管）也会带来相关问题，包括下肢缺血、筋膜室综合征等ⅡaC）。

应采用以下 5 种方法减少外周插管相关并发症的发生。

（1）术前通过超声或断层扫描成像对外周血管进行合理评估，尤其是有过多次手术史或股动静脉介入史的患者，再次股动静脉插管时可能出现困难（ⅠA）。

（2）右侧股动静脉插管更加方便术者，理想的外周插管能够对下肢行顺行性灌注和良好的静脉引流。股静脉插管尺寸不能过大，否则会造成股静脉引流不畅同时会压迫股动脉造成泵压升高。下肢顺行性灌注而静脉引流不充分会导致筋膜室综合征，股动脉插管过粗导致血管阻塞以致于股动脉远端灌注不足也会出现同样情况。双侧股动静脉插管能在一定程度上减少下肢并发症的发生。

（3）腋动脉也是外周插管的一个安全选择，与股动脉相比的优点：①其顺行性血流引起卒中的概率较低；②腋动脉通常不会出现粥样硬化，更适于进行插管；③行主动脉弓手术时便于选择性顺行性脑灌注；④应用侧壁移植物插管能够减少腋动脉直接插管的相关并发症（ⅠC）。

（4）婴幼儿外周血管较细，可采用"烟窗"技术（血管侧壁移植管道）插管灌注，可使用 6/0 聚丙烯缝线（如普理灵 Prolene）进行吻合，也有报道采用经皮导管穿刺置管灌注（ⅡaC）。

（5）外周插管在完成胸骨切开、部分心脏大血管游离后应尽可能转换为中心插管，以避免引起外周插管的相关并发症（ⅠB）。

6　血液回收、保护及血液制品

血液或血液制品输注是心脏手术后并发症及死亡率增加的独立风险因素[25]（ⅠB）。复杂再次手术过程中由于广泛的胸骨后粘连剥离和体外循环时间较长造成的凝血功能异常，出血量大非常多见，更常见于发绀且侧支丰富的患者。术前和术中应积极备足血液制品，包括血小板、凝血酶原复合物、Ⅶ因子、冷沉淀、血浆、红细胞等（ⅡaB）。通常根据临床经验决定输血的量和成分。

7 右侧胸廓入路

经右侧胸廓肋间入路可作为高风险再次胸骨切开的一个替代选项，这一路径适用于包括二尖瓣和三尖瓣的手术，能够避免再次开胸引起心脏破裂、心外管道及主动脉的损伤。可以根据手术需要选择主动脉阻断、停搏液停跳、心室颤动性停跳、不停跳技术等[6, 26-27]。这种路径的局限性包括前次手术后的瘢痕影响、体型肥胖、主动脉阻闭及排气过程困难等（ⅡaA）。

再次手术采用侧开胸技术虽然简单、安全，但如需进行 3 次或 4 次开胸，遇到的最大问题是胸膜腔肺组织严重粘连，手术游离十分困难，而肺部损伤是导致再次手术死亡的重要因素（ⅡaB）。

8 特殊病种及术式

再次手术前充分了解前次手术的诊断及手术详情，特定病种手术特点如下，可直接选择外周插管及体外循环转机。

8.1 法洛四联症和（或）肺动脉闭锁

法洛四联症和（或）肺动脉闭锁合并室间隔缺损使用外管道修补的患者，心外管道通常位于胸部下中线左侧，常紧贴于左侧胸壁或胸骨后方。升主动脉可能扩张（类似于圆锥动脉干疾病）并且靠近胸骨后面。冠状动脉分布异常并不多见，冠状动脉主干位置异常（如左前降支异常起源于右冠）对于再次手术影响很大[28]。异常的冠状动脉很容易在胸骨再次劈开、右心室切开或分离前次手术的外管道过程中损伤（ⅡaA）。

8.2 永存动脉干 / 大动脉转位合并肺动脉狭窄

施行 Rastelli 手术后，心外管道通常位于胸部中线位置，紧贴胸骨后，特别是当外管道的走行横跨胸骨后时，再次开胸时极易损伤[21]。当前次大动脉转位行心房调转（Mustard 或 Senning）手术后，房室瓣反流或体肺静脉梗阻可能需要再次手术。在分离粘连心房组织和建立体外循环过程中，必须谨慎避免心房损伤所引起的气体栓塞（ⅡaA）。

8.3 Ross 手术

Ross 手术后的再次手术对大多数患者不可避免，指征（ⅠB）：①肺动脉移植物（或右心室 - 肺动脉管道）结构退化；②移植管道扩张；③主动脉瓣关闭不全，主动脉根部或升主动脉扩张；④二尖瓣或三尖瓣反流；⑤冠状动脉异常（通常是根部或近端）。

这类患者如果术后出现主动脉根部瘤样扩张（自体移植的肺动脉），并紧贴胸骨后壁。同时，由于主动脉近端扩张，右冠起源移植位置常抬高并贴于胸骨后壁，再次手术时损伤风险增加（ⅡaA）。

8.4 Ebstein 畸形

Ebstein 畸形常有严重的右心扩大（右心房及右心室），并伴有三尖瓣重度反流、右室心肌病变及功能障碍。可用超声心动图评估三尖瓣结构异常、右心大小及功能。如果计划行双向腔静脉 - 肺动脉连接术，可提前通过心导管检测右心系统压力。虽然右心压力较低，但右心房及右心室壁通常很薄，在再次开胸、放置胸骨撑开器及分离纵隔粘连时容易撕裂（ⅡaB）。

8.5 杂交技术

杂交技术对于高风险的再次手术非常有

利，其结合了开胸手术和经皮介入技术的优势，能够缩短体外循环时间，并在无法选择外周血管路径的情况下提供帮助（ⅡaA）。

肺动脉分支狭窄常采用经皮介入扩张或肺动脉分支支架技术治疗[29]，如果同时合并右室流出道狭窄则不适合或效果不佳，此种情况杂交技术是更好的选择[30-31]。肺动脉分支支架也可以作为经皮介入路径相关并发症的补救手段（ⅡbB）。

肺静脉梗阻是心房调转术后的晚期并发症，治疗比较棘手，手术难以显露狭窄的肺静脉。可行右胸小切口，右心房壁做荷包缝合，通过导管放置支架。该术式通过右胸小切口就能充分显露右心房壁，可以提供抵达梗阻位置的直接途径，并且避免了体外循环和再次开胸带来的相关风险[32]（ⅡbB）。

综上，复杂先心病常需要进行再次甚至多次手术治疗，术前详细的手术计划及影像学检查是手术安全、成功的关键。再次手术中一些特别的方式和技巧能够降低手术并发症发生率及死亡率。

参考文献

[1] WARNES C A. The adult with congenital heart disease：born to be bad? J Am Coll Cardiol，2005，46（1）：1-8.

[2] HOFFMAN J I，KAPLAN S，LIBERTHSON R R. Prevalence of congenital heart disease. Am Heart J，2004，147（3）：425-439.

[3] CHRISTENSON J T，SCHMUZIGER M，Simonet F. Reoperative coronary artery bypass procedures：risk factors for early mortality and late survival. Eur J Cardiothorac Surg，1997，11（1）：129-133.

[4] CHRISTENSON J T，SCHMUZIGER M. Third-time coronary bypass operation. Analysis of selection mechanisms，results and long-term follow-up. Eur J Cardiothorac Surg，1994，8（9）：500-504.

[5] SABIK J F 3rd，BLACKSTONE E H，HOUGHTALING P L，et al. Is reoperation still a risk factor in coronary artery bypass surgery? Ann Thorac Surg，2005，80（5）：1719-1727.

[6] PARK C B，SURI R M，BURKHART H M，et al. Identifying patients at particular risk of injury during repeat sternotomy：analysis of 2555 cardiac reoperations. J Thorac Cardiovasc Surg，2010，140（5）：1028-1035.

[7] CHANG A S，SMEDIRA N G，CHANG C L，et al. Cardiac surgery after mediastinal radiation：extent of exposure influences outcome. J Thorac Cardiovasc Surg，2007，133（2）：404-413.

[8] DEARANI J A，CONNOLLY H M，MARTINEZ R，et al. Caring for adults with congenital cardiac disease：successes and challenges for 2007 and beyond. Cardiol Young，2007，17（Suppl 2）：87-96.

[9] BYRNE J G，KARAVAS A N，FILSOUFI F，et al. Aortic valve surgery after previous coronary artery bypass grafting with functioning internal mammary artery grafts. Ann Thorac Surg，2002，73（3）：779-784.

[10] POTTER D D，SUNDT T M 3rd，ZEHR K J，et al. Risk of repeat mitral valve replacement for failed mitral valve prostheses. Ann Thorac Surg，2004，78（1）：67-72.

[11] DOROBANTU D M，SHARABIANI M T，MARTIN R P，et al. Surgery for simple and complex subaortic stenosis in children and young adults：results from a prospective，procedure-based national database. J Thorac Cardiovasc Surg，2014，148（6）：2618-2626.

[12] THEOCHARIS P，VIOLA N，PAPAMICHAEL N D，et al. Echocardiographic predictors of reoperation for subaortic stenosis in children andadults. Eur J Cardiothorac Surg，2019，56（3）：549-556.

[13] BHAT A H，SAHN D J. Congenital heart disease never goes away，even when it has been 'treated'：the adult with congenital heart disease.Curr Opin Pediatr，2004，16（5）：500-507.

[14] EGHTESADY P，BRAR A K，HALL M. Prioritizing quality improvement in pediatric cardiac surgery. J Thorac Cardiovasc Surg，2013，145（3）：631-639.

［15］WALTHER T，RASTAN A，DÄHNERT I，et al. A novel adhesion barrier facilitates reoperations in complex congenital cardiac surgery. J Thorac Cardiovasc Surg，2005，129（2）：359-363.

［16］ANDRUSHCHUK U，ADZINTSOU V，NEVYGLAS A，et al. Virtual and realseptal myectomy using 3-dimensional printed models. Interact Cardiovasc Thorac Surg，2018，26（5）：881-882.

［17］KIRSHBOM P M，MYUNG R J，SIMSIC J M，et al. One thousand repeat sternotomies for congenital cardiac surgery：risk factors for reentry injury. Ann Thorac Surg，2009，88（1）：158-161.

［18］SAID S M，DEARANI J A. Strategies for high-risk reoperations incongenital heart disease. Semin Thorac Cardiovasc Surg Pediatr Card Surg Annu，2014，17（1）：9-21.

［19］MCCLURE R S，NARAYANASAMY N，WIEGERINCK E，et al. Late outcomes for aortic valve replacement with the Carpentier-Edwards pericardial bioprosthesis：up to 17-year follow-up in 1，000 patients. Ann Thorac Surg，2010，89（5）：1410-1416.

［20］GONG B，TIAN C，WANG D. Is SERCA 2 sufficient as a molecular indicator of contractile function in ventricular hypertrophy? AnnThorac Surg，2019，108（2）：646-647.

［21］Rady MY，Ryan T，Starr NJ. Perioperative determinants of morbidity and mortality in elderly patients undergoing cardiac surgery. Crit Care Med，1998，26（2）：225-235.

［22］ROMANO M A，HAFT J W，PAGANI F D，et al. Beating heart surgery via right thoracotomy for reoperative mitral valve surgery：a safe and effective operative alternative. J Thorac Cardiovasc Surg，2012，144（2）：334-339.

［23］PERLOFF J K，WARNES C A. Challenges posed by adults with repaired congenital heart disease. Circulation，2001，103（21）：2637-2643.

［24］BERGERSEN L，LOCK J E. What is the current option of first choice for treatment of pulmonary arterial stenosis? Cardiol Young，2006，16：329-338.

［25］COLTHARP W H，DECKER M D，LEA J W 4th，et al. Internal mammary artery graft at reoperation：risks，benefits，and methods of preservation. Ann Thorac Surg，1991，52（2）：225-228.

［26］ING FF. Delivery of stents to target lesions：techniques of intraoperative stent implantation and intraoperative angiograms.Pediatr Cardiol，2005，26（3）：260-266.

［27］BERMUDEZ C A，DEARANI J A，PUGA F J，et al. Late results of the peel operation for replacement of failing extracardiac conduits. Ann Thorac Surg，2004，77（3）：881-887.

［28］DISCIGIL B，DEARANI J A，PUGA F J，et al. Late pulmonary valve replacement after repair of tetralogy of Fallot. J Thorac Cardiovasc Surg，2001，121（2）：344-351.

［29］SHAFFER K M，MULLINS C E，GRIFKA R G，et al. Intravascular stents in congenital heart disease：short- and long-term results from a large single-center experience. J Am Coll Cardiol，1998，31（3）：661-667.

［30］NUTTALL G A，OLIVER W C，SANTRACH P J，et al. Efficacy of a simple intraoperative transfusion algorithm for nonerythrocyte component utilization after cardiopulmonary bypass.Anesthesiology，2001，94（5）：773-781.

［31］SAREYYUPOGLU B，BURKHART H M，HAGLER D J，et al. Hybrid approach to repair of pulmonary venous baffle obstruction after atrial switch operation. Ann Thorac Surg，2009，88（5）：1710-1711.

［32］MAINZER G，ROSENTHAL E，AUSTIN C，et al. Hybrid approach for recanalization and stenting of acquired pulmonary vein occlusion.Pediatr Cardiol，2016，37（5）：983-985.

【授权文章】孙国成，李守军代表国家心血管病专家委员会先天性心脏病专业委员会. 先天性心脏病外科治疗中国专家共识（五）：再次开胸手术. 中国胸心血管外科临床杂志，2020，27（6）：609－613. doi：10.7507/1007－4848.202003087

先天性心脏病外科治疗中国专家共识（六）：完全型房室间隔缺损

【关键词】 完全型房室间隔缺损；先天性心脏病；外科治疗；专家共识

房室间隔缺损（atrioventricular septal defect，AVSD）是一组以间隔性房室结构缺乏，共同房室交界为特征的畸形。AVSD不仅膜性房室间隔发育不良甚至缺失，而且还缺乏心房肌肉组织与心室肌肉组织重叠的区域，这片重叠的区域在正常发育中形成了Koch三角的底面[1-2]。AVSD曾被称为心内膜垫缺损（endocardial cushion defect）或房室通道缺损（atrioventricular canal defect）。AVSD的发病率在活产婴儿中为0.40‰～0.53‰，占先天性心脏病总数的7%，超过半数AVSD患者合并唐氏综合征[2-4]。

在AVSD中，共同房室交界的房室瓣有5片瓣叶，而上（前）桥叶（superior bridging leaflet）和下（后）桥叶（inferior bridging leaflet）的范围横越过室间隔，它们的拉紧装置同时附着至两个心室。由于共同房室交界，房间隔心肌只从上方和下方与室间隔接触，房室结通常被移位至下方，位于节三角（nodal triangle）内，不再位于Koch三角内。从手术中外科医师的视角看，节三角的基底为冠状窦，左手侧为房间隔，右手侧为事实上的共同房室瓣叶的附着。房室传导轴穿过节三角的顶部，之后在肌性室间隔嵴上走行，被共同房室瓣的下桥叶覆盖。

根据共同房室瓣叶的形态特点，这些共同房室瓣叶与房间隔、肌性室间隔嵴之间的关系，将AVSD分为部分型（partial type）、完全型（complete type）和过渡型（intermediate type）。

部分型（PAVSD）只存在心房水平分流，不存在心室水平分流，也被描述为原发孔房间隔缺损（ostium primum atrial septal defect）。PAVSD的解剖特点是在共同房室交界内，左、右心房之间出现被分隔开的瓣口。沿着室间隔嵴，上、下桥叶之间通过连接的舌状瓣叶组织彼此结合，上、下桥叶的左心室部分之间存在广阔的对合区域，这些解剖异常导致了左侧房室瓣叶裂缺（cleft）以及裂缺瓣叶导致的不同程度的房室瓣反流[5-7]。

完全型（CAVSD）既存在心房水平分流，也存在心室水平分流。CAVSD的解剖特点：一组共同房室瓣横跨左、右心室，形成了上桥叶和下桥叶，并在室间隔嵴上形成一片"裸区"，形成了原发孔型房间隔缺损、非限制性流入道型室间隔缺损和由

通讯作者：陈寄梅（Email：jimei@hotmail.com）、李守军（Email：drlishoujunfw@163.com）代表国家心血管病专家委员会先天性心脏病专业委员会
主笔专家：广东省人民医院/广东省心血管病研究所　陈寄梅、崔虎军、李晓华
审稿专家：首都医科大学附属北京儿童医院　李晓峰

共同房室瓣构成的共同房室瓣口。CAVSD是 AVSD 中最严重的病理解剖类型，不仅在心房和心室水平同时存在分流，而且多数病例存在明显的房室瓣反流。

过渡型（中间型）AVSD 是介于 PAVSD和 CAVSD 之间的类型，特点是共同房室交界内存在分隔开的房室瓣口，同时存在原发孔型房间隔缺损和室间隔缺损。由于共同瓣下室间隔缺损被腱索组织填充，心室水平的分流是限制性的[7-9]。

1954 年，Lillehei 团队运用交叉循环法首次成功地修复了 CAVSD[10]。目前主要的外科手术矫治 CAVSD 方式是单片法、双片法[11-13]和改良单片法[14-17]。随着外科技术和围手术期管理的发展，CAVSD 的手术成功率较早年已有很大改善，但是术后远期左心室流出道梗阻和房室瓣反流仍是不容忽视的问题[18-19]。

本文将结合我国的情况，仅选择具有双侧心室结构且无严重心室发育不良的CAVSD 作为讨论对象，针对这种 CAVSD的外科治疗进行讨论。

1　方法与证据

共识采用的推荐级别：Ⅰ类，已证实和（或）一致公认有效。专家组有统一认识；Ⅱa 类，有关证据/观点倾向于有用或有效，应用这些操作或治疗是合理的。专家组有小争议；Ⅱb 类，有关证据/观点尚不能被充分证明有用或有效，但可以考虑使用。专家组有一定争议；Ⅲ类，已证实和（或）公认无用或无效，不推荐使用。

共识采用的证据水平：A. 数据来源于多中心随机对照试验、Meta 分析或大型注册数据库；B. 数据来源于单个随机对照试验或非随机研究；C. 数据仅来源于专家共识或病例报告。

2　病理解剖和临床表现

2.1　解剖和分型

CAVSD 的主要畸形包括原发孔型房间隔缺损、非限制性流入道室间隔缺损和共同房室瓣畸形。针对 CAVSD 的解剖特点，Rastelli 分型是目前最常使用的分型标准，分为 Rastelli A、B 和 C 三个亚型[12, 20]（ⅠC）。

2.1.1　RastelliA 型　RastelliA 型是 CAVSD 的最常见类型，约占 AVSD 的 75%。Rastelli A 型根据上桥叶（前共同叶）的解剖异常划分。在此亚型中，上桥叶在室间隔嵴上方完全被分割开，上桥叶的左、右心室部分的腱索分别附着于室间隔嵴两侧上方，但下桥叶则很少存在分割。由此，下桥叶下方的室间隔缺损通常较小，而上桥叶下方的室间隔缺损通常较大。

2.1.2　Rastelli B 型　Rastelli B 型 是 CAVSD 的罕见类型。这一类型存在房室瓣骑跨（straddling）现象，即左侧房室瓣的部分腱索骑跨至右心室面或右侧房室瓣的部分腱索骑跨至左心室面。

2.1.3　Rastelli C 型　Rastelli C 型约占 CAVSD 的 25%。该型的共同房室瓣的上桥叶完整、连续，横跨并漂浮于室隔嵴上方，两者间无腱索附着。该型常合并法洛四联症。

2.2　常见合并畸形

CAVSD 还可合并其他心脏内部和（或）外部畸形[21-22]。

2.2.1　动脉导管未闭　动脉导管未闭（PDA）是最常见的一种合并畸形，约 10% 的 CAVSD患者合并 PDA。

2.2.2　法洛四联症　约 5% 的 CAVSD 合并典

型的法洛四联症[23]。CAVSD合并法洛四联症时常常预后不良，尤其是当存在严重右心室流出道梗阻需行跨瓣环补片缓解梗阻时。

2.2.3 右室双出口或大动脉转位 CAVSD患者中合并无肺动脉狭窄的右心室双出口的很少，大约占2%[20, 23]；而合并大动脉转位更为罕见。

2.2.4 无顶冠状静脉窦综合征（左上腔静脉回流入左房） 完全性无顶冠状静脉窦综合征在CAVSD中约占3%[24-25]，较常见于合并单心房的CAVSD患者，需要注意是否存在心房异构。

2.2.5 其他合并畸形 CAVSD可合并左心系统梗阻，左心室流入道梗阻多数由单组乳头肌或对位不良的室间隔右移引起，且与左室发育不良相关[26]。左心室流出道梗阻包括了左侧房室瓣下结构异常导致的主动脉瓣下梗阻及主动脉缩窄[27]。室间隔肌部的任何位置均可见多发缺损。偶可在共同瓣下桥叶见到完整的继发小孔并自身拥有腱索（双孔）。这种伴发继发小孔的二尖瓣常具有功能，且不会影响修补手术[28]。

2.3 临床表现

2.3.1 喂养困难、气促、生长迟缓或停滞 临床症状出现的年龄和程度主要取决于肺血流量增加的程度和肺动脉压力。

2.3.2 严重的肺动脉高压和难治性心力衰竭 CAVSD患儿的肺动脉高压进展迅速，甚至在婴幼儿期即可出现不可逆的肺血管阻力升高。合并唐氏综合征的CAVSD患儿中，严重的肺动脉高压可能会出现得更早[29-31]。严重房室瓣反流引起的心力衰竭相较于左向右分流引起的心力衰竭，通常用药物治疗也难以缓解。

2.3.3 其他 合并法洛四联和严重右心室流出道狭窄的CAVSD患者早期可能表现为严重的发绀，而不是心力衰竭。

3 诊断相关检查

3.1 超声心动图

超声心动图可以确诊CAVSD[32]。建议行超声心动图检查时详细记录以下内容：房间隔缺损和室间隔缺损的大小，房室瓣反流的程度、位置和原因，瓣下结构（腱索和乳头肌）的分布，房室通道的均衡性和左、右心室流出道的形态。是否存在多发性室间隔缺损、是否存在双孔、是否存在合并其他心脏畸形。此外，还要详细评估心室的发育情况，因为任一侧心室严重发育不良都将严重影响解剖纠正[33-34]（ⅠA）。

3.2 心脏磁共振成像和CT

心脏CT和磁共振成像（MRI）不仅可以精确地诊断CAVSD，描述其他心血管畸形，而且有助于判断CAVSD中房室通道的均衡性和心室发育状态（ⅡaC）。

3.3 心导管检查

心导管检查不仅可以准确分析血流动力状态，还可以进一步明确解剖特点，包括分流方向和分流量，体肺循环压力，阻力和流量，左、右心室的压力，室间隔缺损位置和心室发育程度。目前我国心导管检查应用较少。存在以下两种情况时建议行心导管造影术：①合并其他复杂心脏畸形；②存在重度肺动脉高压或肺血管疾病（ⅡaC）。

4 手术适应证和手术时机

推荐1：CAVSD的诊断即是外科手术指征。重度肺动脉高压［肺循环阻力

（PVR）＞6 Wood·U］是增加解剖矫治手术早期死亡率的危险因素[30-31]（ⅠB）。

推荐2：推荐出生后3～6个月择期手术[35-41]。若出现心功能不全、反复呼吸道感染、呼吸机依赖和重度肺动脉高压等症状时，建议尽早手术[35-41]（ⅡaC）。

推荐3：房室瓣指数（atrioventricular valve index，AVVI）是左侧房室瓣面积与共同房室瓣面积之比。若AVVI在0.4～0.6，可认为是均衡型CAVSD[34, 42]，建议实施双心室矫治（ⅡaB）。

推荐4：对于低龄（＜2.5月龄）、低体重（＜3.5 kg），且存在严重临床症状的患儿，可先实施肺动脉环缩术，待病情稳定后再实施解剖矫治手术[43-46]。但是如果合并明显的共同房室瓣反流，肺动脉环缩术反而风险增大，仍应首选解剖矫治（ⅡaB）。

推荐5：若合并肺动脉狭窄或法洛四联症的CAVSD患者，手术时机可适当推迟至6月龄至1岁（ⅡbC）。

5 外科技术

CAVSD的解剖矫治主要包含3个部分：关闭室间隔缺损、修复瓣叶、关闭房间隔缺损。

5.1 闭合室间隔缺损并分隔共同房室瓣

5.1.1 单片法 单片法是矫治CAVSD的经典方法。探查共同房室瓣的解剖特征，确定房室瓣在室间隔嵴部的准确对合位置，缝置牵引线，标明并分割左右房室瓣。采用戊二醛处理的自体心包补片，补片大小应能覆盖室间隔缺损和原发孔型房间隔缺损的面积。采用5/0或6/0聚丙烯缝线（如普理灵Everpoint缝线）连续或间断方法，在室间隔的右心室面，将补片下缘缝合于

室间隔缺损下缘，再以间断或连续缝合，将左、右房室瓣分界处缝合固定于补片腰部适当位置，修补房室瓣，进而闭合缺损。注意在靠近房间隔缺损的房室结区域时，在下桥叶瓣环上缝合，防止心脏传导束的损伤。注意保持瓣环平整、无扭曲[11]。

经典单片法适用于各种类型的CAVSD。但由于重建悬吊瓣叶时技术要求较高，并且术后残余室间隔缺损的可能性较大，修补室间隔缺损后，室间隔部位形成瘤样结构的危险性较高，目前已经较少采用（ⅡaB）。

5.1.2 双片法 测量室间隔缺损的大小，裁剪涤纶或Goretex补片呈"勺状"。若室间隔缺损显露不良，需沿左、右房室瓣分界线分割上、下桥叶。采用5/0或6/0聚丙烯缝线（如普理灵Everpoint缝线）连续或间断缝合的方法，将补片下缘缝合于室间隔缺损的下缘，注意缝线应低于室间隔嵴，在室间隔的右心室面出针。然后将上、下桥叶向中央拉拢，建立左侧房室瓣到室间隔补片顶部的附着。接着以间断或连续缝合，穿过室间隔缺损补片的顶部，穿过左侧房室瓣组织，再穿过房间隔补片的底部，将左侧房室瓣分界处缝合固定于补片上缘，闭合室间隔缺损。接着修补左侧房室瓣，用另一块补片，将房间隔缺损关闭，在向后缝合房间隔补片时，将房间隔补片缝合在下桥叶瓣环上，避免损伤房室结，并将冠状静脉窦置于右心房一侧。最后做右侧房室瓣修补。注意保持瓣环平整、无扭曲[35, 47-48]。

对于下桥叶用补片分隔困难或对位不良型室间隔缺损患者，也可将补片剪成稍小于上桥叶下室间隔缺损大小，按照前述方法修补前房室瓣下室间隔缺损；而下桥

叶下室间隔缺损通过数针间断褥式缝合直接将下桥叶下压至室间隔嵴从而闭合缺损[17]。

双片法的优点是对房室瓣结构损害小，较少扭曲瓣膜。推荐适用于各种类型CAVSD，尤其适合合并法洛四联症、右心室双出口的CAVSD患者（ⅡaB）。

5.1.3 改良单片法 心内探查共同制牵引线，标明共同房室瓣的哪些部分被分隔为左、右房室瓣。沿左右房室瓣分界线分割上、下桥叶。在室间隔嵴上方用多根带垫片的缝线，先从右心室面水平褥式地穿过室间隔嵴的上沿，然后穿过左、右共同瓣分界线处，再穿过心包补片的下缘，最后将心包补片下缘及房室瓣下压至室间隔上并收紧缝线、打结，接着修补左、右房室瓣，进而闭合缺损[48]。

改良单片法的优点是：简化了手术操作，缩短了体外循环时间和主动脉阻断时间[18, 49]。缺点是增加了共同房室瓣叶的张力，部分学者担心可能导致瓣叶扭曲以及远期左室流出道梗阻的风险[50-52]。推荐适用于中小型室间隔缺损[19, 49]，尤其是低龄小婴儿患者[53-54]（ⅡaB）。

有作者尝试应用于合并法洛四联症的CAVSD患者，近期效果满意[55-56]（ⅡbC）。

5.2 房室瓣成形

间断缝合左侧房室瓣裂缺，可在瓣尖和瓣根处分别用垫片加固。左心室明显扩大的患者通常左侧房室瓣环也扩大，可在两个瓣环交界处，分别折叠或褥式折叠，以缩小瓣环。对于大龄儿童或成人还可使用心包条或半成形环，对后瓣环进行环缩[19]（ⅡaC）。

术中经食管超声心动图（TEE）评估非常重要。缝合左侧房室瓣裂缺和瓣环成形后，部分患者仍然存在中、大量反流，可

考虑实施"缘对缘"双孔法或以心包补片扩大左侧房室瓣前叶[57-58]（ⅡaC）。

必须重视对右侧房室瓣的成形。婴幼儿患者间断缝合瓣叶裂缺后往往效果良好，但心脏明显扩大或严重肺动脉高压的患者可能需要以心包条或三尖瓣成形环成形[19]，或可利用修补房室间隔的补片加宽隔瓣的瓣叶[54]（ⅡaC）。

5.3 闭合房间隔缺损

可采用戊二醛处理的自体心包补片修补房间隔缺损。冠状静脉窦既可以被隔入右心房，也可以被隔入左心房。注意窦房结和心室传导束的位置。

6 术后并发症的处理

6.1 左侧房室瓣残余反流

术后必须定期行心脏超声随访，一旦出现左侧房室瓣反流持续加重，需仔细辨别反流产生的原因。若瓣叶缝线撕脱或瓣叶相对短小，通常需要再次手术进行瓣膜成形，并可获得较好的效果。若再次手术时瓣膜成形效果不佳，则应考虑瓣膜置换。但是尽量将瓣膜置换推迟至儿童时期进行，以降低术后风险[59-60]（ⅡaC）。

6.2 左室流出道梗阻

CAVSD矫治术后出现左室流出道梗阻很少见（约1.9%）[26, 61]，这可能与合并主动脉缩窄有关[62]。中度以上的梗阻需要积极处理。单纯切除主动脉瓣下的纤维索带后，梗阻复发率较高。可以根据不同解剖特点解除左心室流出道梗阻，如扩大前瓣瓣叶、扩大室间隔补片或改良Konno术式[63-66]（ⅡaC）。

6.3 心律失常和严重房室传导阻滞

CAVSD术后心律失常发生率（4%~8%）

不高，主要是室上性心动过速。术后出现的传导阻滞可能是一过性的，也可能是永久性的，甚至部分患者可能逐渐进展至严重的房室传导阻滞。约3.6%的患者需要置入永久起搏器[67-68]。合并CAVSD的唐氏综合征患儿术后出现严重房室传导阻滞的概率更高，具体机制不明[69]（ⅡbC）。

7 预后及其主要相关影响因素

CAVSD患者的自然预后较差，90%的患儿在3～5岁之前出现重度肺动脉高压[31, 70]。有早期研究认为如果未进行手术，大约80%患儿在2岁前死于心力衰竭[71]。大量文献研究已经证明早期手术治疗是唯一能够避免重度肺动脉高压，恢复正常预期寿命的方法[40]。

各个中心的CAVSD手术死亡率报告差异很大。随着外科技术和围手术期处理的不断进步，手术效果得到极大改善。手术死亡率已从早期的10%以上降至目前的3%左右。一些中心近10年来术后早期死亡率甚至达到0，15年左侧房室瓣免再干预率达到90.5%[22, 46]。外科医师对于何种手术方式是最佳方案仍然存在分歧。最近发表的相关文献中，各个中心关于双片法和改良单片法的预后报道也存在差异[13, 72]。有学者认为改良单片法具有更短的体外循环时间和主动脉阻断时间等优点，这些因素缩短了术中心肌缺血时间，因此改良单片法具有更多优势，尤其对于低龄患者[16, 73-75]。

唐氏综合征与CAVSD之间的密切关系很早就备受关注，甚至曾经在很大程度上影响了唐氏综合征患儿的治疗策略[3-4, 76]。近年来几项大样本长期研究表明，虽然合并唐氏综合征的CAVSD患儿在矫治术后呼吸机支持时间和血管活性药物使用时间也相对较长[69, 77]，但是唐氏综合征患儿的CAVSD手术死亡率和并发症发生率较低[46]。在CAVSD的远期随访中，唐氏综合征患儿的再干预风险显著低于非唐氏综合征患儿[13]。这些差异的具体原因尚需进一步研究。

参考文献

[1] JACOBS J P，BURKE R P，QUINTESSENZA J A，et al. Congenital Heart Surgery Nomenclature and Database Project：atrioventricular canaldefect. Ann Thorac Surg，2000，69（4 Suppl）：S 36-S 43.

[2] CALKOEN E E，HAZEKAMP M G，BLOM N A，et al. Atrioventricular septal defect：From embryonic development to long-term follow-up. Int J Cardiol，2016，202：784-795.

[3] IRVING C A，CHAUDHARI M P. Cardiovascular abnormalities in Down's syndrome：spectrum，management and survival over 22 years. Arch Dis Child，2012，97（4）：326-330.

[4] CHRISTENSEN N，ANDERSEN H，GARNE E，et al. Atrioventricular septal defects among infants in Europe：a population-based study of prevalence，associated anomalies，and survival. Cardiol Young，2013，23（4）：560-567.

[5] BAUFRETON C，JOURNOIS D，LECA F，et al. Ten-year experience with surgical treatment of partial atrioventricular septal defect：risk factors in the early postoperative period. J Thorac Cardiovasc Surg，1996，112（1）：14-20.

[6] DE ANGELIS F，SAVINO K，COLOMBO A，et al. Never too grown-up for a congenital heart disease：diagnosis of transitional atrioventricular canalina 50-year-oldmale.J Cardiovasc Echogr，2019，29（1）：35-38.

[7] JACOBS J P，JACOBS M L，MAVROUDIS C，et al. Atrioventricular septal defects：lessons learned

about patterns of practice and outcomes from the congenital heart surgery database of the society of thoracic surgeons. World J Pediatr Congenit Heart Surg，2010，1（1）：68-77.

[8] CRAIG B. Atrioventricular septal defect：from fetus to adult. Heart，2006，92（12）：1879-1885.

[9] HOOHENKERK G J，BRUGGEMANS E F，RIJLAARSDAM M，et al. More than 30 years' experience with surgical correction of atrioventricular septal defects. Ann Thorac Surg，2010，90（5）：1554-1561.

[10] LILLEHEI C W，COHEN M，WARDEN H E，et al. The direct-vision intracardiac correction of congenital anomalies by controlled cross circulation; results in thirty-two patients with ventricular septal defects，tetralogy of Fallot，and atrioventricularis communis defects. Surgery，1955，38（1）：11-29.

[11] MCMULLAN M H，WALLACE R B，WEIDMAN W H，et al. Surgical treatment of complete atrioventricular canal. Surgery，1972，72（6）：905-912.

[12] RASTELLI G C，ONGLEY P A，KIRKLIN J W，et al. Surgical repair of the complete form of persistent common atrioventricular canal. J Thorac Cardiovasc Surg，1968，55（3）：299-308.

[13] FONG L S，BETTS K，KANNEKANTI R，et al. Modified-single patch vs. double patch repair of complete atrioventricular septal defects.Semin Thorac Cardiovasc Surg，2020，32（1）：108-116.

[14] WILCOX B R，JONES D R，FRANTZ E G，et al. Anatomically sound，simplified approach to repair of "complete" atrioventricular septal defect. Ann Thorac Surg，1997，64（2）：487-493.

[15] NICHOLSON I A，NUNN G R，SHOLLER G F，et al. Simplified single patch technique for the repair of atrioventricular septal defect. J Thorac Cardiovasc Surg，1999，118（4）：642-646.

[16] NUNN G R. Atrioventricular canal：modified single patch technique. Semin Thorac Cardiovasc Surg Pediatr Card Surg Annu，2007，10（1）：28-31.

[17] SHI G，CHEN H，HONG H，et al. Results of one-and-a-half-patch technique for repair of complete atrioventricular septal defect with a large ventricular component. Eur J Cardiothorac Surg，2015，47（3）：520-524.

[18] BACKER C L，STEWART R D，MAVROUDIS C. What is the best technique for repair of complete atrioventricular canal? Semin Thorac Cardiovasc Surg，2007，19（3）：249-257.

[19] CUI H，NIE Z，OU Y，et al. Early and midterm outcomes of a modified single-patch technique for repairing complete atrioventricular septal defect in children and adults. J Card Surg，2020，35（1）：75-82.

[20] RASTELLI G，KIRKLIN J W，TITUS J L. Anatomic observations on complete form of persistent common atrioventricular canal with special reference to atrioventricular valves. Mayo Clin Proc，1966，41（5）：296-308.

[21] MERY C M，ZEA-VERA R，CHACON-PORTILLO M A，et al. Contemporary outcomes after repair of isolated and complex complete atrioventricular septal defect. Ann Thorac Surg，2018，106（5）：1429-1437.

[22] AIRAKSINEN R，MATTILA I，JOKINEN E，et al. Complete atrioventricular septal defect：evolution of results in a single center during 50 years.Ann Thorac Surg，2019，107（6）：1824-1830.

[23] BHARATI S，KIRKLIN J W，MCALLISTER H A Jr，et al. The surgicalanatomy of common atrioventricular orifice associated with tetralogy of Fallot，double outlet right ventricle and complete regular transposition. Circulation，1980，61（6）：1142-1149.

[24] QUAEGEBEUR J，KIRKLIN J W，PACIFICO A D，et al. Surgical experience with unroofed coronary sinus. Ann Thorac Surg，1979，27（5）：418-425.

[25] 崔虎军，庄建，陈寄梅，等 . 完全性房室隔缺损外科治疗的早中期结果 . 中华外科杂志，2017，55（12）：933-937.

[26] PICCOLI G P，HO S Y，WILKINSON J L，et al. Left-sided obstructive lesions in atrioventricular septal defects：an anatomic study. J Thorac Cardiovasc Surg，1982，83（3）：453-460.

[27] GOW R M，FREEEDOM R M，WILLLAMS W G，et al. Coarctation of the aorta or subaortic

stenosis with atrioventricular septal defect. Am J Cardiol，1984，53（10）：1421-1428.

[28] BAÑO-RODRIGO A，VAN PRAAGH S，TROWITZSCH E，et al. Double-orifice mitral valve：a study of 27 postmortem cases with developmental，diagnostic and surgical considerations. Am J Cardiol，1988，61（1）：152-160.

[29] BUSH D，GALAMBOS C，IVY D D，et al. Clinical characteristics and risk factors for developing pulmonary hypertension in children with down syndrome. J Pediatr，2018，202：212-219.

[30] YAMAKI S，YASUI H，KADO H，et al. Pulmonary vascular disease and operative indications in complete atrioventricular canal defect in early infancy. J Thorac Cardiovasc Surg，1993，106（3）：398-405.

[31] NEWFELD E A，SHER M，PAUL M H，et al. Pulmonary vascular disease in complete atrioventricular canal defect. Am J Cardiol，1977，39（5）：721-726.

[32] ZELLERS T M，ZEHR R，WEINSTEIN E，et al. Two-dimensional and Doppler echocardiography alone can adequately define preoperative anatomy and hemodynamic status before repair of complete atrioventricular septal defect in infants＜1 year old. J Am Coll Cardiol，1994，24（6）：1565-1570.

[33] CLAPP S K，PERRY B L，FAROOKI Z Q，et al. Surgical and medical results of complete atrioventricular canal：a ten year review. Am J Cardiol，1987，59（5）：454-458.

[34] JEGATHEESWARAN A，PIZARRO C，CALDARONE C A，et al. Echocardiographic definition and surgical decision-making in unbalanced atrioventricular septal defect：a Congenital Heart Surgeons' Society multi-institutional study. Circulation，2010，122（11 Suppl）：S209-215.

[35] CRAWFORD F A，STROUD M R. Surgical repair of complete atrioventricular septal defect. Ann Thorac Surg，2001，72（5）：1621-1629.

[36] GÜNTHER T，MAZZITELLI D，HAEHNEL C J，et al. Long-term results after repair of complete atrioventricular septal defects：analysis of risk factors. Ann Thorac Surg，1998，65（3）：754-759.

[37] ATZ A M，HAWKINS J A，LU M，et al. Surgical management of complete atrioventricular septal defect：associations with surgical technique，age，and trisomy 21. J Thorac Cardiovasc Surg，2011，141（6）：1371-1379.

[38] BAKHTIARY F，TAKACS J，CHO M Y，et al. Long-term results after repair of complete atrioventricular septal defect with two-patch technique. Ann Thorac Surg，2010，89（4）：1239-1243.

[39] SINGH RR，WARREN P S，REECE T B，et al. Early repair of complete atrioventricular septal defect is safe and effective. Ann Thorac Surg，2006，82（5）：1598-1601.

[40] KOBAYASHI M，TAKAHASHI Y，ANDO M. Ideal timing of surgical repair of isolated complete atrioventricular septal defect. Interact Cardiovasc Thorac Surg，2007，6（1）：24-26.

[41] LACOUR-GAYETF，CAMPBELLDN，MITCHELLM，et al.Surgicalrepairof atrioventricular septal defect with common atrioventricular valvein early infancy. Cardiol Young，2006，16（Suppl 3）：52-58.

[42] COHEN M S，JACOBS M L，WEINBERG P M，et al. Morphometric analysis of unbalanced common atrioventricular canal using two- dimensional echocardiography. J Am Coll Cardiol，1996，28（4）：1017-1023.

[43] DEVLIN P J，JEGATHEESWARAN A，MCCRINDLE BW，et al. Pulmonary artery banding in complete atrioventricular septal defect. J Thorac Cardiovasc Surg，2020，159（4）：1493-1503.

[44] BURATTO E，KHOO B，YE X T，et al. Long-term outcome after pulmonary artery banding in children with atrioventricular septal defects. Ann Thorac Surg，2018，106（1）：138-144.

[45] ALSOUFI B. Commentary：Pulmonary artery banding in infants with atrioventricular septal defect，valid strategy or backward move? J Thorac Cardiovasc Surg，2020，159（4）：1504-1506.

[46] ST LOUIS J D，JODHKA U，JACOBS JP，et al. Contemporary outcomes of complete atrioventricular septal defect repair：analysis of the Society of Thoracic Surgeons Congenital Heart Surgery Database. J Thorac Cardiovasc Surg，2014，148（6）：2526-2531.

[47] ALEXI-MESKISHVILI V，ISHINO K，DÄHNERT I，et al. Correction of complete atrioventricular septal defects with the double-patch technique and cleft closure. Ann Thorac Surg，1996，62（2）：519-524.

[48] MAVROUDIS C，BACKER C，Chief editor. Pediatric Cardiac Surgery.the 4thed. Oxford，UK：Wiley-Blackwell，2013：342-360.

[49] LI D，FAN Q，IWASE T，et al. Modified single-patch technique versus two-patch technique for the repair of complete atrioventricular septal defect：A meta-analysis. Pediatr Cardiol，2017，38（7）：1456-1464.

[50] DODGE-KHATAMI A，HERGER S，ROUSSON V，et al. Outcomes and reoperations after total correction of complete atrio-ventricular septal defect. Eur J Cardiothorac Surg，2008，34（4）：745-750.

[51] BOENING A，SCHEEWE J，HEINE K，et al. Long-term results after surgical correction of atrioventricular septal defects. Eur J Cardiothorac Surg，2002，22（2）：167-173.

[52] SHUHAIBER JH，HO S Y，RIGBY M，et al. Current options and outcomes for the management of atrioventricular septal defect. Eur J Cardiothorac Surg，2009，35（5）：891-900.

[53] PAN G，SONG L，ZHOU X，et al. Complete atrioventricular septal defect：comparison of modified single-patch technique with two-patch technique in infants. J Card Surg，2014，29（2）：251-255.

[54] 莫绪明，孙剑，彭卫，等. 单片下压法矫治122例完全型房室间隔缺损. 中华胸心血管外科杂志，2014，30（10）：582-585.

[55] 陈伟丹，马力，杨盛春，等. 完全性房室间隔缺损合并法洛四联症或右心室双出口的双心室矫治. 中华胸心血管外科杂志，2019，35（9）：523-525.

[56] PRIFTI E. Repair of complete atrioventricular septal defect with tetralogy of Fallot. Transl Pediatr，2017，6（1）：1-7.

[57] MITCHELL M E，LITWIN S B，TWEDDELL JS. Complex atrioventricular canal. Semin Thorac Cardiovasc Surg Pediatr Card Surg Annu，2007：32-41.

[58] POIRIER N C，WILLIAMS W G，VAN ARSDELL GS，et al. A novel repair for patients with atrioventricular septal defect requiring reoperation for left atrioventricular valve regurgitation. Eur J Cardiothorac Surg，2000，18（1）：54-61.

[59] PRIFTI E，BONACCHI M，BABOCI A，et al. Surgical outcome of reoperation due to left atrioventricular valve regurgitation after previous correction of complete atrioventricular septal defect. J Card Surg，2013，28（6）：756-763.

[60] MCGRATHLB，KIRKLIN J W，SOTO B，et al. Secondary leftatrioventricular valve replacement in atrioventricular septal（AV canal）defect：a method to avoid left ventricular outflow tract obstruction. J Thorac Cardiovasc Surg，1985，89（4）：632-635.

[61] PONTAILLER M，CAPDEROU A，LEBRET E，et al. Subaortic area at risk for development of obstruction after surgical repair of atrioventricular septal defect：myth or reality? World J Pediatr Congenit Heart Surg，2015，6（3）：407-412.

[62] BACKER C L，ELTAYEB O，MONGÉ M C，et al. Modified single patch：are we still worried about subaortic stenosis? Ann Thorac Surg，2015，99（5）：1671-1675.

[63] STARR A，HOVAGUIMIAN H. Surgical repair of subaortic stenosis in atrioventricular canal defects. J Thorac Cardiovasc Surg，1994，108（2）：373-376.

[64] VAN ARSDELL G S，WILLIAMS W G，BOUTIN C，et al. Subaortic stenosis in the spectrum of atrioventricular septal defects. Solutions may be complex and palliative. J Thorac Cardiovasc Surg，1995，110（5）：1534-1541.

[65] VAN SON J A，SCHNEIDER P，Falk V. Repair of subaortic stenosis in atrioventricular canal with absent or restrictive interventricular communication by patch augmentation of ventricular septum，resuspension of atrioventricular valves，and septal myectomy.Mayo Clin Proc，1997，72（3）：220-224.

[66] DELEON S Y，ILBAWI M N，WILSON WR J R，et al. Surgical options in subaortic stenosis associated with endocardial cushion defects. Ann Thorac Surg，1991，52（5）：1076-1082.

[67] HOUCK C A，EVERTZ R，TEUWEN C P，et al. Dysrhythmias in patients with a complete atrioventricular septal defect：From surgery to early adulthood. Congenit Heart Dis，2019，14（2）：280-287.

[68] KHARBANDA R K，BLOM N A，HAZEKAMP M G，et al. Incidence and risk factors of post-operative arrhythmias and sudden cardiac death after atrioventricular septal defect（AVSD）correction：Up to 47 years of follow-up. Int J Cardiol，2018，252：88-93.

[69] TUMANYAN M R，FILARETOVA O V，CHECHNEVA V V，et al. Repair of complete atrioventricular septal defect in infants with down syndrome：outcomes and long-term results. Pediatr Cardiol，2015，36（1）：71-75.

[70] FRESCURA C，THIENE G，FRANCESCHINI E，et al. Pulmonary vascular disease in infants with complete atrioventricular septal defect. Int J Cardiol，1987，15（1）：91-103.

[71] BERGER T J，BLACKSTONE E H，KIRKLIN J W，et al. Survival and probability of cure without and with operation in complete atrioventricular canal. Ann Thorac Surg，1979，27（2）：104-111.

[72] FONG L S，WINLAW D S，ORR Y. Is the modified single-patch repair superior to the double-patch repair of complete atrioventricular septal defects? Interact Cardiovasc Thorac Surg，2019，28（3）：427-431.

[73] WANG G，MA K，PANG K，et al. Modified single repair technique for complete atrioventricular septal defect：A propensity score matching analysis. Pediatr Cardiol，2020，41（3）：615-623.

[74] BACKER C L，STEWART R D，BAILLIARD F，et al. Complete atrioventricular canal：comparison of modified single-patch technique with two-patch technique. Ann Thorac Surg，2007，84（6）：2038-2046.

[75] UGAKI S，KHOO N S，ROSS D B，et al. Modified single-patch compared with two-patch repair of complete atrioventricular septal defect.Ann Thorac Surg，2014，97（2）：666-671.

[76] BULL C，RIGBY M L，SHINEBOURNE E A. Should management of complete atrioventricular canal defect be influenced by coexistent down syndrome? Lancet，1985，1（8438）：1147-1149.

[77] SARISOY Ö，AYABAKAN C，TOKEL K，et al. Long-term outcomes in patients who underwent surgical correction for atrioventricular septal defect. Anatol J Cardiol，2018，20（4）：229-234.

【授权文章】陈寄梅，李守军代表国家心血管病专家委员会先天性心脏病专业委员会．先天性心脏病外科治疗中国专家共识（六）：完全型房室间隔缺损．中国胸心血管外科临床杂志，2020，27（7）：725-731. doi：10.7507/1007-4848.202004032

先天性心脏病外科治疗中国专家共识（七）：心室双出口

【关键词】 外科手术；先天性心脏病；右心室双出口；治疗；专家共识

右心室双出口（double outlet right ventricle，DORV）的定义在学术界尚存争议，经典右心室双出口的定义：①主动脉和肺动脉均起源于右心室；②室间隔缺损为左心室的唯一出口；③半月瓣与房室瓣之间因圆锥组织分隔没有纤维连续[1]。目前普遍接受的定义是一个大动脉全部和另一大动脉开口的大部分（＞50%）起源于形态右心室，主动脉瓣与二尖瓣之间可存在或无纤维连续[2]。

右心室双出口是一种少见、复杂的先天性心脏病，活产儿中发病率为3～9/100 000，占先天性心脏病的1%～3%[3-4]。右心室双出口属于圆锥动脉干畸形，是一类解剖和病理生理介于室间隔缺损伴主动脉骑跨和完全性大动脉转位合并室间隔缺损之间的疾病谱（不包括室间隔缺损和大动脉转位），可以合并主动脉缩窄、主动脉弓发育不良、主动脉弓中断、房室连接不一致等畸形，13%的患者合并多发室间隔缺损[2]，极少数患者可不合并室间隔缺损[5]。

本文主要针对房室连接一致、不合并完全型房室通道、内脏异位综合征等重大畸形右心室双出口的外科治疗进行讨论。

1 方法与证据

本共识采用国际通用的Delphi程序，检索Medline、Cochrane Library、万方数据库及NCCN指南等，回顾性分析1968—2019年关于右心室双出口文献，通过专家讨论结果筛选存在争议的调查项目，根据文献提供的循证资料和专家讨论意见，最终形成以下共识。

共识采用的推荐级别：Ⅰ类，已证实和（或）一致公认有效，专家组有统一认识；Ⅱa类，有关证据/观点倾向于有用或有效，应用这些操作或治疗是合理的，专家组有小争议；Ⅱb类，有关证据/观点尚不能被充分证明有用或有效，但可以考虑使用，专家组有一定争议；Ⅲ类，已证实和（或）公认无用或无效，不推荐使用。

共识采用的证据水平：A.数据来源多中心随机对照试验或Meta分析或大型注册数据库；B.数据来源于单个随机对照试验或非随机研究；C.数据仅来源于专家共识或病例报告。

通讯作者：李守军（Email：drlishoujunfw@163.com）代表国家心血管病专家委员会先天性心脏病专业委员会
主笔专家：中国医学科学院阜外医院　张本青、马凯、李守军
审稿专家：深圳市儿童医院　丁以群
　　　　　浙江大学医学院附属儿童医院　李建华

2 右心室双出口分型

从 20 世纪 70 年代开始关于右心室双出口分型的理论不断发展，最早出现的是 VanPraagh 解剖分型：应用内脏心房位置（S，I）、心室祥（D，L）、漏斗部大血管的位置关系（D，L，A）、室间隔缺损与大动脉关系、是否合并右心室流出道梗阻共 5 个条件对右心室双出口进行分型描述[6-8]。1972 年 Lev 等[9] 根据室间隔缺损的位置将双出口分为 4 型：①主动脉瓣下室间隔缺损型；②肺动脉瓣下室间隔缺损型；③双动脉瓣下室间隔缺损型；④室间隔缺损远离型。1983 年 Anderson 等[10] 提出了新的分型理论：根据内脏心房位置（S，I）、心室祥（D，L）、大动脉的相互关系（正常缠绕型、并列型 – 主动脉在肺动脉右侧、并列型 – 主动脉位于左前）对右心室双出口进行分型。2000 年国际胸外科医师协会（STS）和欧洲胸心外科协会（EACTS）提出了新的分型。①室间隔缺损型：室间隔缺损位于主动脉瓣下，容易出现肺高压，是最常见的类型；②法洛四联症型：室间隔缺损位于主动脉下或在两大动脉开口下方，合并右心室流出道狭窄；③大动脉转位型：室间隔缺损位于肺动脉瓣下，伴或不伴有漏斗部和肺动脉狭窄；④室间隔缺损远离型：室间隔缺损边缘与两个半月瓣瓣环的最小距离均大于主动脉瓣环直径[11-12]，室间隔缺损多位于三尖瓣隔瓣下右心室流入道或位于心尖肌部，双动脉下有圆锥存在，主动脉瓣和二尖瓣之间没有纤维连接，是一种少见、复杂的先天性心脏病，发病率约占右心室双出口的 10%～20%[2, 13-14]。新分型具有良好的临床实用性，为外科医生普遍接受。

Lacour-Gayet[15] 除了上述分型的 4 种类型以外增加了完全型房室通道型，此型的特点：两大动脉完全发自右心室、合并完全型房室通道、室间隔缺损前部更靠近主动脉瓣、常合并无脾综合征、右心室流出道狭窄和完全型肺静脉异位引流、永存左上腔静脉。此型不在本文讨论范围。

3 诊断

3.1 临床表现

本病的症状和体征因分型而异，主要为发绀、发育障碍和充血性心力衰竭。症状的严重程度因室间隔缺损的大小、有无右心室流出道梗阻及程度、大动脉关系及合并其他畸形而不同[4]。合并肺动脉瓣狭窄患者，发绀常较明显，杵状指、生长发育迟缓。不合并肺动脉狭窄患者，发绀程度因室间隔缺损与主动脉瓣关系变化而不同。室间隔缺损血流朝向主动脉瓣时发绀不明显，临床表现类似巨大室间隔缺损，肺动脉高压出现早且严重。部分患者可表现为充血性心力衰竭，有心率快、呼吸急促等症状[16]。

3.2 诊断依据

3.2.1 超声心动图 超声心动图是诊断右心室双出口的一种重要方法[17]。通过超声检查，可以基本明确以下数据：主动脉与肺动脉的位置和关系、半月瓣下有无圆锥；室间隔缺损的位置和大小、与两大动脉的位置关系、大动脉骑跨的程度；有无流出道和肺动脉狭窄；左右心室大小；合并畸形包括房室连接、冠状动脉异常、房室瓣的异常等[18]。超声检查具有无创、可重复性好、依从性高等特点，建议作为常规检查手段（ⅠB）。

3.2.2 CT 增强扫描 可以明确大动脉位置关

系、室间隔缺损的位置、冠状动脉有无异常以及肺动脉发育情况、是否合并肺静脉异位引流等[19-21]（ⅡaB）。

3.2.3 心血管造影和右心导管检查

心血管造影可以直观提供室间隔缺损的大小、与大血管的关系；是否存在多发室间隔缺损；大动脉相互关系；是否存在肺动脉狭窄以及狭窄的部位和程度；有无体肺动脉侧支血管；心室的功能及大小；房室瓣有无反流及程度等信息，是诊断右心室双出口的重要方法[22-23]，可对手术决策提供帮助。右心导管检查对于患儿的肺动脉压力和肺阻力评估有重要作用[24-26]（ⅡaB）。

3.2.4 磁共振成像

磁共振成像在欧美发达国家已广泛应用，除可提供上述 CT 检查形态学数据外，还可提供动态全息图像及部分血流动力学指标，可部分替代 CT、造影检查[27]。但婴幼儿及低龄儿童检查过程中需要全身麻醉及特殊的监护设备。

3.2.5 3D 打印和 3D 虚拟成像技术

以 CT、磁共振成像、超声影像为基础的 3D 打印技术和 3D 虚拟成像技术可对手术决策选择提供帮助。

4 手术指征及术式选择

右心室双出口一经确诊，原则上均应手术治疗，即诊断本身即是手术适应证；合并阻力型肺高压应视为手术的禁忌证[16]。有心力衰竭、肺炎、严重发绀、喂养困难、生长发育迟缓等症状的患儿应尽早手术。

合并下述任意一条者建议行单心室治疗：①双侧心室发育不均衡；②合并严重的房室瓣骑跨或跨越；③合并心尖部室间隔缺损或奶酪样室间隔缺损；④部分远离型右心室双出口，建立室间隔缺损与半月

瓣之间的内隧道或管道连接困难和（或）严重影响三尖瓣功能和引起右心室流入道梗阻。手术方式参照另篇单心室治疗。

双心室矫治需满足以下条件：①双侧心室发育均衡；②不合并严重的房室瓣骑跨或跨越；③肺动脉发育良好；④非心尖部室间隔缺损或奶酪样室间隔缺损；⑤不合并阻力型肺高压[28]（ⅡaB）。

4.1 室间隔缺损型右心室双出口

因患儿可早期出现心力衰竭、肺炎等症状，6 月龄以上可能出现阻力型肺高压，建议在新生儿期或婴儿早期手术，可行一期双心室矫治建立室间隔缺损至主动脉的内隧道连接或行肺动脉环缩术[16, 28]（ⅠB）。

4.2 四联症型右心室双出口

手术时机的选择类似于法洛四联症，可在 3 月龄以上行双心室矫治术，发绀严重的患者可先行体肺动脉分流手术[15]（ⅡaB）。内隧道建立及主动脉瓣下圆锥处理同室间隔缺损型右心室双出口，同期疏通右心室流出道或肺动脉瓣狭窄，类似于法洛四联症根治术[15, 29]（ⅠB）。

4.3 大动脉转位型右心室双出口

不合并肺动脉瓣狭窄、或合并轻度肺动脉瓣狭窄（跨瓣峰值压差 < 35 mmHg）、肺动脉瓣功能良好的患者建议在 6 月龄前尽早行双心室矫治[23]。建立室间隔缺损至肺动脉的内隧道连接，然后再行动脉调转[23, 30-32]（ⅠB）；也可通过切除圆锥肌肉后行 Kawashima 术，建立室间隔缺损至主动脉的内隧道连接（ⅡaB）。合并肺动脉瓣狭窄（跨瓣峰值压差 > 35 mmHg），建议在 6 月龄以上行双心室矫治，手术包括：建立室间隔缺损至主动脉内隧道连接然后行 Rastelli 手术、Rev 手术或 Damus-Kaye-Stansel 手术[2]（ⅡbB）；建立室间隔缺损

至肺动脉的内隧道连接后行双根部调转术（DRT 手术）或 Nikaidoh 手术[33-34]（ⅡaB）。发绀严重、肺动脉发育不良的可先行体肺动脉分流术[28-29]（ⅡaB）。

3.4 室间隔缺损远离型右心室双出口

因需要建立室间隔缺损至大动脉的长内隧道连接，建议在 6 月龄以上行双心室矫治手术（ⅡaB）。发绀严重患儿可在新生儿期或婴儿早期行体肺动脉分流手术，肺动脉高压患者在新生儿期或婴儿早期行肺动脉环缩术（ⅠB）。合并肺动脉瓣狭窄、肺动脉发育良好、左右心室发育良好、血氧饱和度在 80% 以上、无缺氧发作患者可暂不干预，12 月龄左右行双心室矫治（ⅡbC）。手术方式可根据室间隔缺损与大动脉的距离、两大动脉的相互关系选择建立室间隔缺损至主动脉内隧道连接或室间隔缺损至肺动脉内隧道连接[35]。对于室间隔缺损位于三尖瓣隔后交界下方流入道的患者，向大动脉建立内隧道都困难，可行心室内管道连接术，手术一般要求在 2 岁以后进行，尽量选择用直径 16 mm 以上管道[33-34, 36]（ⅡaB）。

5 双心室矫治手术技术及处理要点

右心室双出口外科双心室矫治的基本原则是建立通畅的左心室流出道而尽量不影响右心室流出道以及右心室和三尖瓣的功能。

5.1 室间隔缺损型右心室双出口

存在双动脉瓣下完整圆锥者在建立室间隔缺损至主动脉内隧道同期行圆锥肌肉的必要切除，和（或）适当扩大室间隔缺损，可降低左心室流出道梗阻发生率[29]。

5.2 四联症型右心室双出口

在右心室流出道血管裸区肺动脉瓣下尽量靠近主动脉瓣做切口，以便于内隧道上缘的显露与吻合，右心室流出道切口多采用补片加宽，进行补片缝合时多采用 5-0 或 6-0 聚丙烯缝线（如普理灵 Everpoint 缝线），可减少吻合口出血。圆锥肌肉切除及室间隔缺损扩大参考室间隔缺损型右心室双出口。

5.3 大动脉转位型右心室双出口

不合并肺动脉瓣狭窄的患儿建立室间隔缺损至肺动脉内隧道时尽量避免右心室切口，可经三尖瓣和扩张的肺动脉显露缝合。行大动脉调转时肺动脉是否行 Lecompte 操作取决于大动脉位置关系和冠状动脉的类型及走行情况。为避免冠状动脉受压，新肺动脉根部与远端肺动脉的吻合口可适当向左侧或右侧移位。合并肺动脉瓣狭窄时，可行 Rastelli 手术或 Rev 手术，手术操作相对简单，心脏停跳时间短，围手术期恢复相对快，但远期左右心室流出道梗阻和再手术干预率高。Nikaidoh 手术或 DRT 手术远期左右心室流出道梗阻和再手术率相对低，预后良好，但手术操作复杂、心脏停跳时间长、围手术期恢复时间长，可酌情开展。

5.4 室间隔缺损远离型右心室双出口

建立室间隔缺损至主动脉内隧道时通常需要部分切除主动脉瓣与室间隔缺损之间的圆锥肌肉，必要的室间隔缺损扩大，可减少近远期左心室流出道梗阻[36-37]。部分患者三尖瓣瓣下结构和（或）隔前交界位于建立的内隧道走行路径上，此部分结构进行重新移植，有利于左心室流出道通畅和保持三尖瓣功能正常。建立室间隔缺损至肺动脉内隧道连接时，仅部分需要扩大室间隔缺损和肌束切除，而不涉及三尖瓣和瓣下结构的移植处理（ⅡaB）。

5.5 室间隔缺损扩大和补片

术中室间隔缺损扩大有利于减少或避免左心室流出道梗阻，主要用于合并限制性室间隔缺损、室间隔缺损远离型右心室双出口、部分室间隔缺损型右心室双出口和法洛四联症型右心室双出口伴主动脉瓣下存在完整圆锥者（ⅡaB）[36-38]，扩大时朝主动脉瓣方向或肺动脉瓣方向切除，操作时避免损伤间隔支。室间隔缺损位于隔瓣下，建立至主动脉内隧道时，补片做成楔形，可减少对三尖瓣瓣口的影响。采取双补片建立内隧道可减少左心室流出道梗阻的发生[39]。

6 近远期并发症及影响因素

6.1 室间隔缺损残余分流

术后严重心室水平的残余分流可出现心力衰竭甚至死亡，尤其是术前合并肺动脉瓣狭窄或右心室流出道狭窄的患者。肺循环血流量/体循环血流量 > 1.5 时需再手术修补[40]。

6.2 左心室流出道梗阻

左心室流出道梗阻常因隧道较长、呈角或室间隔缺损扩大不足导致，当峰值压力阶差 > 50 mmHg 时需再手术治疗[41]。左心室流出道梗阻多发生在 2 个位置：①主动脉瓣下的纤维组织或肌肉组织增生引起的狭窄；②原室间隔缺损水平的狭窄。改良 Konno 手术是治疗右心室双出口术后左心室流出道梗阻的有效手段[29, 42]。

6.3 右心室流出道梗阻

早期残余肺动脉瓣下狭窄，多由于漏斗部肌肉肥厚疏通不彻底或心室内隧道占用右室空间过大引起。移植物远期衰败是再次手术的重要原因[43]。右心室流出道峰值压差 > 50 mmHg 时，建议行右心室流出道疏通或外管道置换术[44]。

6.4 低心排血量综合征

排除残余解剖因素，低心排血量原因可能是左心发育相对较小、心肌缺血时间长、心肌损伤等，术后可予体外膜肺氧合（ECMO）辅助过渡[45]。

6.5 完全性房室传导阻滞

在所有类型的双出口中均可发生，术中扩大室间隔缺损传导阻滞发生率较高，文献[46]报道发生率 4.3% ～ 18.8%，需安装永久起搏器治疗。

6.6 主动脉瓣反流和冠状动脉狭窄

主要发生在 Taussig-bing 畸形施行动脉调转术患者[47]。

7 预后

右心室双出口是一种复杂心脏畸形，近年来随着围手术期诊疗技术的不断发展，右心室双出口双心室矫治总体早期死亡率已降低至 4.5% ～ 7.4%[28-29, 48]，5 年生存率达 89.0% ～ 93.5%[28-29]。其中室间隔缺损型右心室双出口、四联症型右心室双出口、大动脉转位型右心室双出口 3 种类型远期预后良好，10 年生存率为 89.5% ～ 95.2%，10 年再手术免除率为 87% ～ 97.9%[29, 48]。远离型右心室双出口 5 年生存率为 83.6% ～ 87.1%，低于前述 3 种类型，左心室流出道狭窄是远期再手术的主要原因，5 年左心室流出道再手术免除率为 72.3% ～ 84%[29, 35]。影响手术结果的因素包括右心室双出口类型、术式选择、是否合并肺血管病变等；低龄、合并复杂畸形（完全型房室通道、完全性肺静脉异位引流、主动脉弓缩窄）和二尖瓣瓣裂、二尖瓣或共同房室瓣中量以上反流是远离型右心室双出口术后死亡和再次手术的危险因素[40, 49-50]。

参考文献

[1] STEWART S. Double-outlet right ventricle. A collective review with a surgical viewpoint. J Thorac Cardiovasc Surg, 1976, 71（3）: 355-365.

[2] WALTERS H L 3RD, MAVROUDIS C, TCHERVENKOV C I, et al. Congenital Heart Surgery Nomenclature and Database Project: double outlet right ventricle. Ann Thorac Surg, 2000, 69（4 Suppl）: S249-S263.

[3] KIRBY M L, WALDO K L. Role of neural crest in congenital heart disease. Circulation, 1990, 82（2）: 332-340.

[4] LOFFREDO C A. Epidemiology of cardiovascular malformations: prevalence and risk factors. Am J Med Genet, 2000, 97（4）: 319-325.

[5] EBADI A, SPICER D E, BACKER C L, et al. Double-outlet right ventricle revisited. J Thorac Cardiovasc Surg, 2017, 154（2）: 598-604.

[6] VAN PRAAGH R. The importance of segmental situs in the diagnosis of congenital heart disease. Semin Roentgenol, 1985, 20（3）: 254-271.

[7] ABDULLA R. The sgmental approach to the diagnosis of congenital heart disease. Pediatr Cardiol, 2000, 21（2）: 118.

[8] VAN PRAAGH R. Normally and abnormally related great arteries: what have we learned? World J Pediatr Congenital Heart Surg, 2010, 1: 364-385.

[9] LEV M, BHARATI S, MENG C C, et al. A concept of double-outlet right ventricle. J Thorac Cardiovasc Surg, 1972, 64（2）: 271-281.

[10] ANDERSON R H, BECKER A E, WILCOX B R, et al. Surgical anatomy of double-outlet right ventricle--a reappraisal. Am J Cardiol, 1983, 52（5）: 555-559.

[11] LACOUR-GAYET F, MARUSZEWSKI B, MAVROUDIS C, et al. Presentation of the International Nomenclature for Congenital Heart Surgery. The long way from nomenclature to collection of validated data at the EACTS. Eur J Cardiothorac Surg, 2000, 18（2）: 128-135.

[12] FRANKLIN R C, ANDERSON H R, DANIËLS O, et al. Report of the Coding Committee of the Association for European Paediatric Cardiology.Cardiol Young, 1999, 9（6）: 633-658.

[13] KIRKLIN J W, PACIFICO A D, BLACKSTONE E H, et al. Current risks and protocols for operations for double-outlet right ventricle. Derivation from an 18 year experience. J Thorac Cardiovasc Surg, 1986, 92（5）: 913-930.

[14] MUSUMECI F, SHUMWAY S, LINCOLN C, et al. Surgical treatment for double-outlet right ventricle at the Brompton Hospital, 1973 to 1986. J Thorac Cardiovasc Surg, 1988, 96（2）: 278-287.

[15] LACOUR-GAYET F. Intracardiac repair of double outlet right ventricle. Semin Thorac Cardiovasc Surg Pediatr Card Surg Annu, 2008: 39-43.

[16] JONAS R A, CHIEF EDITOR. Comprehensive Surgical Management of Congenital Heart Disease. Boca Raton: CRC Press, 2004. 413-428.

[17] 逄坤静, 孟红, 王浩, 等. 先天性右心室双出口的新分型方法及其对术式选择的指导作用. 中华心血管病杂志, 2015, 43（11）: 969-974.

[18] 逄坤静, 王浩. 超声心动图评价大动脉调转术患者冠状动脉解剖类型. 中华超声影像学杂志, 2009, 18（3）: 189-193.

[19] 吴健, 马延贺, 张洪. 双源 CT 在诊断右心室双出口中的应用. 放射学实践, 2015, 30（3）: 245-249.

[20] 花中东, 杨新令, 刘凯飚, 等. 应用 3D 打印技术改进远离型右心室双出口的外科治疗结果. 中

国胸心血管外科临床杂志，2016，23（6）：532-536.

[21] FORTE MNV，HUSSAIN T，ROEST A，et al. Living the heart in three dimensions：applications of 3D printing in CHD. Cardiol Young，2019，29（6）：733-743.

[22] BOGREN H G，BÜRSCH J H. Digital angiography in the diagnosis of congenital heart disease. Cardiovasc Interv Radiol，1984，7（3-4）：180-191.

[23] LACOUR-GAYET F，BELLI E，GHEZ O，Chief editors. Surgery of Conotruncal Anomalies. Berlin：Springer International Publishing，2016. 269-282.

[24] 高伟，顾红，胡大一，等 . 2015 年先天性心脏病相关性肺动脉高压诊治中国专家共识 . 中国介入心脏病学杂志，2015，23（2）：61-69.

[25] 黄智伟，柳志红 . 先天性心脏病相关性肺动脉高压的诊治现状和挑战 . 心血管病学进展，2014，35（4）：427-432.

[26] DOWNING D F. Cardiac catheterization in congenital heart disease. J Am Med Assoc，1959，170（7）：770-772.

[27] GEARHART A S，RAYMUNDO S A，CHANG A C. Echocardiographic MRI：an innovative fusion of functional and anatomic assessment strategy for CHD. Cardiol Young，2019，29（1）：88-89.

[28] OLADUNJOYE O，PIEKARSKI B，BAIRD C，et al. Repair of double outlet right ventricle：Midterm outcomes. J Thorac Cardiovasc Surg，2019：S0022-5223（19）31694-0.

[29] LI S，MA K，HU S，et al. Surgical outcomes of 380 patients with double outlet right ventricle who underwent biventricular repair. J Thorac Cardiovasc Surg，2014，148（3）：817-824.

[30] SOSZYN N，FRICKE T A，WHEATON G R，et al. Outcomes of the arterial switch operation in patients with Taussig-Bing anomaly. Ann Thorac Surg，2011，92（2）：673-679.

[31] TAKEUCHI K，MCGOWAN F X JR，MORAN A M，et al. Surgical outcome of double-outlet right ventricle with subpulmonary VSD. AnnThorac Surg，2001，71（1）：49-52.

[32] WETTER J，SINZOBAHAMVYA N，BLASCHCZOK H C，et al. Results of arterial switch operation for primary total correction of the Taussig-Bing anomaly. Ann Thorac Surg，2004，77（1）：41-46.

[33] HU S，XIE Y，LI S，et al. Double-root translocation for double-outlet right ventricle with noncommitted ventricular septal defect or double-outlet right ventricle with subpulmonary ventricular septal defect associated with pulmonary stenosis：an optimized solution. Ann Thorac Surg，2010，89（5）：1360-1365.

[34] 宋杰，张达雄 . 改良 Nikaidoh 术治疗大动脉转位或右心室双出口合并室间隔缺损、肺动脉狭窄的早中期结果 . 国际心血管病杂志，2018，45（2）：94-97.

[35] 李守军，马凯，花中东，等 . 远离型右心室双出口双心室矫治中期结果分析 . 中国循环杂志，2014，24（z1）：121.

[36] LI S，MA K，HU S，et al. Biventricular repair for double outlet right ventricle with non-committed ventricular septal defect. Eur J Cardiothorac Surg，2015，48（4）：580-587.

[37] LU T，LI J，HU J，et al. Biventricular repair of double-outlet right ventricle with noncommitted ventricular septal defect using intraventricular conduit. J Thorac Cardiovasc Surg，2019：S0022-5223（19）31637-X.

[38] BELLI E，SERRAF A，LACOUR-GAYET F，et al. Double-outlet rightventricle with non-committed ventricular septal defect. Eur J Cardiothorac Surg，1999，15（6）：747-752.

[39] BARBERO-MARCIAL M，TANAMATI C，ATIK E，et al. Intraventricular repair of double-outlet right ventricle with noncommitted ventricular septal defect：advantages of multiple patches. J Thorac Cardiovasc Surg，1999，118（6）：1056-1067.

[40] 张惠丽，李守军，胡盛寿，等 . 室间隔缺损远离两大动脉开口右心室双出口的中期随访结果 . 中国循环杂志，2014，29（z1）：125-126.

[41] BRAUNER R，LAKS H，DRINKWATER D C JR，et al. Benefits of early surgical repair in fixed

subaortic stenosis. J Am Coll Cardiol，1997，30（7）：1835-1842.

[42] BACKER C L. Commentary：Double-outlet right ventricle revisited. J Thorac Cardiovasc Surg，2019：S0022-5223（19）31720-9.

[43] HÖRER J，SCHREIBER C，DWORAK E，et al. Long-term results after the Rastelli repair for transposition of the great arteries. Ann Thorac Surg，2007，83（6）：2169-2175.

[44] WU Q，YU Q，YANG X. Modified Rastelli procedure for double outlet right ventricle with left-malposition of the great arteries：report of 9 cases. Ann Thorac Surg，2003，75（1）：138-142.

[45] ALWI M. ECMO in children postcardiac surgery-opportunity forredress. Anatol J Cardiol，2017，18（6）：431-432.

[46] VILLEMAIN O，BELLI E，LADOUCEUR M，et al. Impact of anatomic characteristics and initial biventricular surgical strategy on outcomes in various forms of double-outlet right ventricle. J Thorac Cardiovasc Surg，2016，152（3）：698-706.

[47] FRASER C D JR，CHACON-PORTILLO M A，WELL A，et al. Twenty-three- year experience with the arterial switch operation：expectations and long-term outcomes. Semin Thorac Cardiovasc Surg，2020：S1043-0679（20）30004-6.

[48] BROWN JW，RUZMETOV M，OKADA Y，et al. Surgical results in patients with double outlet right ventricle：a 20-year experience. AnnThorac Surg，2001，72（5）：1630-1635.

[49] ARTRIP J H，SAUER H，CAMPBELL D N，et al. Biventricular repair in double outlet right ventricle：surgical results based on the STS- EACTS International Nomenclature classification. Eur J Cardiothorac Surg，2006，29（4）：545-550.

[50] VILLEMAIN O，BONNET D，HOUYEL L，et al. Double-outlet right ventricle with noncommitted ventricular septal defect and 2 adequate ventricles：Is anatomical repair advantageous? Semin Thorac Cardiovasc Surg，2016，28（1）：69-77.

【授权文章】张本青，马凯，李守军代表国家心血管病专家委员会先天性心脏病专业委员会. 先天性心脏病外科治疗中国专家共识（七）：右心室双出口. 中国胸心血管外科临床杂志，2020，27（8）：851－856. doi：10.7507/1007－4848.202004029

先天性心脏病外科治疗中国专家共识（八）：单心室生理矫治系列手术

【关键词】单心室；规范治疗；姑息手术；外科手术；专家共识

功能性单心室包括一系列复杂先天性心脏畸形。由于其双心室矫治效果很差，姑息治疗是目前主要的治疗手段。功能性单心室的姑息治疗往往需要一系列手术。姑息手术的目的是逐渐实现体循环和肺循环的分隔，并减轻心脏的容量负荷。近年来外科技术和围手术期水平的提高明显改善了手术的成功率，仍有很多尚未解决和亟待解决的问题。鉴于临床上对于功能性单心室的手术时机、手术方式、患者选择、风险评估及并发症的预防处理方面仍存在争议，本文将结合中国国内情况，回顾文献，开展讨论，制定中国专家共识，以进一步规范功能性单心室的外科治疗。

1 方法与证据

共识采用的推荐级别：Ⅰ类，已证实和（或）一致公认有效，专家组有统一认识；Ⅱa类，有关证据/观点倾向于有用或有效，应用这些操作或治疗是合理的，专家组有小争议；Ⅱb类，有关证据/观点尚不能被充分证明有用或有效，但可以考虑使用，专家组有一定争议；Ⅲ类，已证实和（或）公认无用或无效，不推荐使用。

共识采用的证据水平：A. 数据来源于多中心随机对照试验或Meta分析或大型注册数据库；B. 数据来源于单个随机对照试验或非随机研究；C. 数据仅来源于专家共识或病例报告。

2 单心室概述

2.1 单心室/功能性单心室定义

单心室是指一个心腔完全接受来自三尖瓣和二尖瓣或共同房室瓣的血流；或整个房室连接仅与1个心室腔相连。Van Praagh分类法可分为4型：A型，单纯左心室发育，无右室窦部；B型，单纯右心室发育，无左心室窦部；C型，室间隔未发育或仅有残余室间隔组织，又称双心室型；D型，左右心室窦部及室间隔均未发育，又称不定型类型。

Anderson将单心室分为3型：左心室型、右心室型和不确定型。

功能性单心室是指不适宜接受双心室

通讯作者：花中东（Email：richardhua@yahoo.com）、李守军（Email：drlishoujunfw@163.com）代表国家心血管病专家委员会先天性心脏病专业委员会
主笔专家：中国医学科学院阜外医院 花中东
审稿专家：中国人民解放军西部战区总医院 张近宝
上海交通大学医学院附属上海儿童医学中心 张浩

解剖矫治而最终只能做生理矫治的单心室类一系列先天性心脏畸形。其包括：一组房室连接缺失，如二尖瓣闭锁和三尖瓣闭锁；房室连接双入口，如左室双入口和右室双入口；一组共同房室瓣和仅有一个发育良好的心室，如共同房室瓣的房室间隔缺损伴一侧心室发育不良；内脏异位综合征合并一个心室发育不良；还有少量其他类型的单心室[1]。

2.2 单心室的病理生理

单心室患者的体循环与肺循环的血液在心腔水平混合，导致发绀。体循环及肺循环通路有无梗阻及患者自身肺部血管床阻力高低、合并心内外畸形等因素共同决定了进入肺血管床的血流量。可表现为肺血少、肺血多或肺血平衡3种生理状态。

肺血多的患者出生后随着肺循环阻力的逐渐下降，可能会发生充血性心力衰竭，并慢慢演变成肺动脉高压。

肺血平衡的患者肺循环适当程度的梗阻，导致体肺循环的血流接近平衡状态，这种患者的心脏负荷自身平衡到最小，可能长期生存。

肺血少的患者多合并肺循环流出道的梗阻，导致肺血流减少、严重发绀。

3 单心室临床表现及诊断

3.1 单心室临床表现

单心室患者的临床表现多种多样，其特征性表现主要取决于患者体循环与肺循环的血液在心腔混合程度及肺动脉有无狭窄。

3.2 诊断方法

3.2.1 **心电图** 心电图往往无特异性表现。

3.2.2 **胸部X线** 胸部X线检查可以观察到肺血情况和心脏大小，对肺循环流出道梗阻情况可进行大致判断。

3.2.3 **心脏超声** 心脏超声检查可以判断功能性单心室类型，明确是否合并肺动脉狭窄或闭锁，有无主动脉下心室流出道梗阻、有无升主动脉和主动脉弓的发育不良、有无主动脉缩窄、动脉导管的大小、大动脉之间的位置关系，是否存在肺静脉异位引流并明确其类型，房室瓣开口和反流情况，以及评价心室功能（ⅠA）。

3.2.4 **心导管和造影** 新生儿和小婴儿一般无须进行心导管检查来评估肺血流和肺动脉压力。在儿童期或成人期完成Fontan手术前，应行心导管检查，从而对肺动脉压力、阻力进行评估，并明确肺动脉发育情况。其他推荐心导管检查的情况：经皮血氧饱和度过高或过低（＜75%或＞85%），超过轻中度房室瓣反流，术前超声评估心功能下降，潜在肺静脉梗阻，体循环流出道梗阻，主动脉弓缩窄，存在主要体肺侧支，合并肺静脉异位引流，Glenn术后体表静脉侧支血管开放等（ⅡaB）。

3.2.5 **心脏超高速螺旋CT** 心脏超高速螺旋CT可对心脏尤其血管（包括侧支循环）的解剖进行诊断，对多期手术前胸内粘连情况进行评价（ⅡbB）。

3.2.6 **磁共振** 磁共振检查可对心脏尤其血管（包括侧支循环）的解剖进行精确的诊断，同时还能观察房室瓣反流的程度以及评估心脏功能和计算肺血管阻力[2]（ⅡbB）。

4 单心室的外科治疗

4.1 治疗原则

未经治疗的功能性单心室，其自然病史差，故功能性单心室的诊断就是手术的适应证。目前对于单心室的外科治疗主要有 3 种选择（图 8-1）。

解剖矫治：对一少部分 C 型单心室的患者，可以尝试采用心室分隔术。但其手术死亡率高，远期结果欠满意[3-4]（ⅡbB）。

生理矫治：即 Fontan 类系列手术，可减轻或消除发绀，达到体循环和肺循环的相对平衡，减轻单心室过度的容量和压力负荷，提高患者的生活质量（ⅠA）。

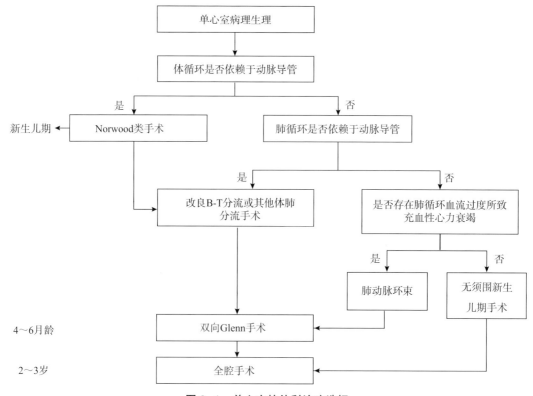

图 8-1　单心室的外科治疗选择

心脏移植：对于部分右室型单心室（如左心发育不全综合征），由于生理矫治的历时长，手术死亡率高，远期结果差，可以直接采用心脏移植手术，但由于供体的来源问题，应用并不广泛[5]（ⅡbB）。

4.1.1　一期姑息手术适应证及策略制定　功能性单心室的患者可能合并各种心内畸形，为了最终实现生理矫治，应该在新生儿期就制定完整的手术策略。总体原则是保持体循环和肺循环平衡，既要保护肺血管床，防止过度充血和肺动脉高压，又要保证肺血管的发育，防止严重低氧血症，使患儿顺利存活下来，并最终完成生理矫治。

对于肺循环血流无限制的患者，应在 2～3 个月施行肺动脉环束手术，保护肺血管床，避免发展成肺动脉高压[6-8]。

如果肺动脉压力下降满意，在 6 月龄后施行双向腔静-脉肺动脉吻合术（bidirectional cavo-pulmonary anastomosis），又称双向 Glenn 手术。在 2～3 岁后施行全腔手术。如果压力下降欠满意，可以考虑再次环束手术，或随诊口服靶向降肺动脉压药物治疗，等待压力进一步下降，直到可以施行 Glenn 手术（ⅡaA）。

肺血有严重受限且呈进行性发展的患者，往往发绀严重，应当尽早施行体－肺分流手术，增加肺循环血流，促进肺血管发育。在6月龄后评估肺血管的阻力和肺动脉的发育情况，确定能否施行双向Glenn手术[9-10]（ⅡaA）。

肺血有适当程度的受限又不伴有严重发绀的患者可以观察到6月龄，施行双向Glenn手术[11]（ⅡaB）。

Glenn手术是单心室系列姑息手术的重要组成部分，Glenn手术的危险因素包括肺动脉阻力＞4 Wood·U和（或）先前的体－肺分流手术导致的肺动脉扭曲，同时合并肺静脉与心脏的异位连接[12-13]，术前伴有中到重度的房室瓣反流、手术年龄在4月龄以下、先前姑息手术后过长的住院时间等[14-15]。合并有严重的体循环梗阻（如左心发育不良综合征等）者，应当在新生儿期采用Norwood类手术进行姑息治疗，以后再进行第2期的Glenn手术和第3期的全腔手术（ⅡbB）。

合并有完全肺静脉异位引流的患者，应该在新生儿期完成肺静脉引流的矫治，同时根据肺血流情况施行其他相应的手术[16-18]（ⅡbB）。

4.1.2　二期姑息手术适应证及策略制定

早期提出的Fontan手术10个条件[19-20]被认为是该手术的最佳适应证，随着人们对单心室循环认识的深入及围手术期技术的发展，目前Fontan手术的适应证已经有了较大的拓展。但肺血管高阻力、肺静脉异位引流、显著房室瓣反流、心室功能显著受损仍然是影响Fontan手术效果的重要因素。

4.2　单心室生理矫治系列手术

由于单心室生理矫治系列手术可能包括很多姑息手术，如体肺分流术、肺动脉环束术、DKS手术、Glenn手术及全腔手术等，此处仅介绍最为重要的两个手术：Glenn手术及全腔手术。

4.2.1　双向Glenn手术

双向Glenn手术一般是作为单心室系列姑息手术的一个过渡手术。其目的是改善患者的发绀和减轻心脏容量负荷，降低将来全腔肺动脉连接（total cavopulmonary connection，TCPC）手术的风险。由于Glenn手术要求患者有较低的肺血管阻力，所以一般建议在3～6月龄后施行，除特殊情况外不建议2～3月龄前手术。Glenn手术对肺动脉的发育程度要求，建议McGoon比值＞1.5（有双侧肺动脉的患者）。对于大龄才来就诊并具有TCPC手术条件的患者，如果存在全腔手术的危险因素，如平均肺动脉压＞15 mmHg，心室功能处于临界状态，需要同期处理的畸形如房室瓣反流、肺动脉局限狭窄、肺静脉异位引流等，也建议一期行双向Glenn手术[21]（ⅡbB）。双向Glenn手术虽然一般被认为是过渡手术，

但对于有些存在多个危险因素的高危心室患者来讲，也可能成为最终的姑息手术。

4.2.1.1　双向Glenn手术合并额外肺血流的处理

这里所说的额外血流是指肺动脉来自心室的前向血流、动脉导管或体肺侧支。在双向Glenn手术时对额外血流的总体处理原则是在不明显增加肺血管阻力的前提下，尽量去除来自动脉导管和体肺侧支的血流，适当控制性保留来自心室或动脉导管的血流。如果同时合并来自心室的前向血流和动脉导管，则建议结扎动脉导管，适当控制保留心室到肺动脉的前向血流。保留前向血流的作用是补充患儿因年龄增长引起的上腔血流比例下降且可能通过其提供肝

因子以减少肺动静脉瘘的形成。合并体肺侧支时，应根据体肺侧支的具体情况选择处理方式。小的体肺侧支一般不用处理，体肺侧支开口直径大于 1.5～2.0 mm，根据体表面积计算有血流动力学意义时建议封堵。如果患者血氧饱和度较高，可在 Glenn 术前封堵，氧饱和度较低的可术后封堵[22-23]（ⅡbB）。

4.2.1.2 双向 Glenn 手术时奇静脉的处理 目前国际上大多中心在双向 Glenn 手术时结扎奇静脉。结扎奇静脉的优点是防止上腔静脉血经过奇静脉流向下腔静脉，导致患者的血氧饱和度降低。其缺点是上腔静脉血只能流入肺动脉，在肺血管阻力较高的患者，失去了缓冲通道。对于能够按计划完成全腔手术的患者，是否结扎奇静脉可能并不很重要。

4.2.1.3 双向 Glenn 手术的同期手术 一般认为，双向 Glenn 手术，属于风险程度易于预测的手术，患者一般容易适应术后的血流动力学变化。延长额外的手术时间，对于大多患者预后影响不大。所以建议同期处理合并畸形，例如，左心室流出道梗阻、轻中度以上的瓣膜反流、肺静脉异位引流等。

4.2.1.4 双向 Glenn 手术是否应用体外循环 大多数双向 Glenn 手术患者可以在非体外循环下进行，但一般要建立上腔静脉到右心房的旁路，防止静脉压过高的情况。如果术中出现血氧饱和度过低，静脉心房旁路建立以后，阻断腔静脉时，静脉压超过 30 mmHg，频发或持续心律失常，血流动力学不稳定，需要同时处理其他畸形，则应该选择在体外循环下进行。

4.2.1.5 双向 Glenn 手术存在双侧上腔静脉的情况 双向 Glenn 手术一般无须建立腔静脉 - 右心房旁路，但要注意必须进行双侧的上腔静脉 - 肺动脉吻合，不能只做一侧。一般采用 6-0 或 7-0 聚丙烯缝线（如普理灵 Everpoint 缝线）进行吻合。对于一侧上腔静脉细小且双侧腔静脉有交通的情况，可单纯结扎，但不要忽略不处理。

4.2.2 Fontan 类手术 Fontan 类手术一般是单心室系列生理矫治手术的最终手术。DelLeval 提出并采用了 TCPC 手术[24]，目前得广泛应用，替代了经典的 Fontan 手术。手术目的是把下腔静脉的血通过管道或隧道导入到肺动脉。

4.2.2.1 TCPC 手术 TCPC 手术经过各种摸索和改良以后，目前经常应用的包括以下 4 种[25-30]。

（1）心房侧通道 TCPC 手术。侧通道手术采用心包片或涤纶片或人工血管片作为心房内板障，与心房游离壁一起构成心房外侧通道，引导下腔静脉进入肺动脉。

（2）心外管道的 TCPC 手术。文献[31-33]报道了采用心外管道行 TCPC 手术，取得了良好的效果，是目前最常用的术式。

（3）心房内管道的 TCPC 手术[21]。该术式是在第 1 阶段先进行上腔静脉与右肺动脉吻合；第 2 阶段采用 Gore-Tex 人造血管作为心房内管道，引导血流从下腔静脉经人造血管进入肺动脉。一般会让心内管道从共同心房内穿出，并在离开心房后单独吻合到肺动脉的合适位置上；在管道穿出心房的部位，将心房组织绕其缝合一圈；也可以采用把管道吻合到心房顶，再把心房与肺动脉做吻合的方法。一般采用 5-0 或 6-0 聚丙烯缝线（如普理灵 Everpoint 缝线）进行吻合。该术式一般应用在心尖和下腔静脉位于同侧的病例，避免了心尖对管道的压迫。手术中需注意管道尺寸不宜过大，以免对肺静脉回流形成阻挡[34]。

（4）直接下拉的 TCPC 手术。有些中心对一些肺动脉发育良好且离下腔静脉距离较近的病例，采用把充分松解的肺动脉下拉与下腔静脉直接吻合，取得了良好效果。其优点在于保持了腔静脉－肺动脉连接的生长潜能，但有造成肺动脉的变形和潜在狭窄可能 [6, 34]。

以上方法中，心外管道 TCPC 是目前国际上普遍接受的改良 Fontan 手术，相对其他种类的 Fontan 手术，能耗更小，早期和晚期的生存率更高，心律失常、血栓形成、卒中、肠道蛋白丢失等其他并发症的发生率亦属最低 [35]。

4.2.2.2 全腔手术中的一些特殊问题

（1）是否应用体外循环。目前世界范围内大部分中心均采用在体外循环下完成全腔手术。但也有一些医院采用非体外循环下完成 TCPC 手术 [36]，虽然避免了体外循环的并发症，减少术后的渗出，但由于可能导致的吻合口狭窄，以及在双向 Glenn 吻合口附近使用侧壁钳可能对脑部血液回流产生不良影响，目前没有被广泛接受（ⅡbC）。

（2）是否需要心脏停跳。在全腔手术中，如果不需要处理心内畸形，一般不需要心脏停跳。但也有部分中心主张心脏停跳下手术，缝闭肺动脉瓣，防止远期血栓形成。但这一方法的效果如何，尚未得到数据支持。

（3）是否常规开窗。目前有多个研究对是否应该在全腔手术中常规开窗得出的结果似乎均支持可以不用开窗。但对于存在肺血管阻力高、房室瓣反流等高危患者，开窗操作无疑会有利于体静脉血回流入左心，保证体循环心室的有效心排血量，可以在适当牺牲血氧饱和度的条件下维持血流动力学的稳定。可以参考的开窗大小标准是：3 岁以下开窗直径 3～4 mm，3 岁及以上开窗直径 4 mm，无矛盾性栓塞迹象可等待自行闭合，对于长期存在的开窗并不建议积极介入封堵（ⅡbB）。

（4）TCPC 手术时的管道选择。应根据患者的年龄和腔静脉的尺寸，一般可选择直径为 16～22 mm 的 Gore-Tex 血管。也有一些医生选择更小尺寸的管道，也在近期取得了较好的效果，但远期结果尚不确定（ⅡbB）。

（5）应该慎重选择 TCPC 手术的患者。近年来，全腔手术的适应证越来越宽，但有一些患者施行全腔手术的风险仍然很大。应该谨慎考虑适应证的病例包括：双向 Glenn 术后外周静脉广泛开放，肺动脉平均压力＞18 mmHg，肺动脉阻力＞4 Wood·U，射血分数（EF）＜35%（ⅡbC）。

（6）何时 TCPC 需要拆除（takedown）。对于 TCPC 术后不能停机，循环不能维持的患者，排除其他因素后，不能适应 TCPC 的血流动力学特征，要及时拆除全腔管道，做成双向 Glenn 手术的状态或恢复原先的病理状态。对于 TCPC 术后远期出现不可纠正的蛋白丢失性肠病等情况，拆除 TCPC 可能会缓解病情，暂时延长患者生命，等待心脏移植（ⅡbC）。

4.2.2.3 影响 TCPC 手术结果的因素和相关决策选择

（1）肺静脉异位引流。单心室合并心外型肺静脉异位引流或有梗阻的心内型肺静脉异位引流的患者，应该充分重视并尽早救治，防止因此导致的肺循环阻力的升高和肺血管不可逆的改变，最佳手术时机应该在新生儿期进行 [12]。对于迟来就诊的单心室患者，如果合并了肺静脉异位引流，往往已经产生了难以下降的肺血管阻力，应该非常慎重地采用生理性矫治。

（2）房室瓣反流。①对于轻度的房室瓣反流，可以暂时不用处理。按照预定时间和计划完成 Glenn 手术和 TCPC 手术（ⅡbB）。②合并中度及中度以上房室瓣反流的病例，建议在进行 Glenn 手术之前或 Glenn 手术同期修复。如果在 Glenn 手术以后出现的中度以上房室瓣反流，最好在 TCPC 手术之前将反流修复到少量以下的程度（ⅡbB）。③对于重度房室瓣反流，如果修复效果欠佳，术后再发反流或成形失败的可再次行房室瓣成形或换瓣手术。瓣膜置换时机应该选择在患者心脏功能尚可的时候进行，左心室 EF 值下降至 35% 以下的患者行成形、换瓣都要慎重（ⅡbC）。④瓣膜成形要在心室功能受损之前进行，成形技术要综合瓣环环缩、瓣裂缝合等技术（ⅡbB）。⑤合并内脏异位综合征的患者瓣膜处理要更加积极（ⅡbC）。⑥肺动脉环缩或 DKS 手术同期不建议行瓣膜成形术（ⅡbC）。⑦对于符合 TCPC 条件的患者，建议在瓣膜成形 6 月龄后再行 TCPC（ⅡbB）。

（3）就诊年龄。就诊年龄往往会影响单心室生理矫治的手术决策和手术结果。对于在新生儿期就来就诊的单心室患者，如果按照手术决策和计划进行，往往最终可以完成单心室的生理矫治。对于肺动脉发育好、肺循环阻力适宜、心脏功能没有问题的迟来就诊的大龄患者，可以考虑一期施行全腔手术。但迟来就诊的患者，往往合并了肺动脉压力过高或肺动脉发育不良，或房室瓣的重度反流、心室功能受损等问题，应根据畸形情况和年龄，决定相应的手术方式（Glenn 手术，分流手术

等）[37]。对于大于 3 月龄的重度肺动脉高压的单心室患者，往往错过了系列生理矫治手术的最佳时期，应该慎重考虑手术（ⅡbC）。

（4）内脏异位综合征。内脏异位综合征是 Fontan 手术结果不良的危险因素[36]。内脏异位综合征往往合并心脏位置异常、体静脉引流异常、肺静脉引流异常等，这些都会给全腔手术带来不确定因素，增加手术风险。但这类患者的双心室解剖矫治同样结果不佳，生理矫治是大部分患者的最终手术，需要制定切实可行的合理的手术计划，顺序完成 Fontan 系列手术[38]。

（5）肺动脉高压。如果单心室的患者肺循环流出道没有梗阻，这类患者就会面临逐渐加重的肺动脉高压，如果不加控制，就会失去 Fontan 手术的机会。对于这类患者，建议在新生儿期后即施行肺动脉的环束手术（新生儿期肺阻力尚未下降，可以在 2 月龄左右施行），控制肺循环血流量，降低肺动脉压，保护肺血管床。应该注意的是肺动脉环束手术前提条件是要保证肺静脉在静脉水平和房水平回流通畅，如果合并梗阻因素，应该在体外循环下同期纠正梗阻（ⅡbC）。

4.2.2.4　术后并发症预防及处理　单心室系列生理矫治术包括了多种手术，术后可能出现多种并发症。

（1）B-T 分流术可能出现的并发症。包括管道血栓栓塞、分流不足或过度分流、Gore-Tex 管道渗漏或血肿、分流管道扭曲导致肺动脉扭曲、狭窄等。处理方法可以根据各中心的具体情况采用介入导管溶栓、支架或球囊扩张、再次手术更换管道等方法。为防止血栓形成，建议术后给予 3～5 mg/（kg·d）阿司匹林口服抗凝（ⅠB）。

（2）肺动脉环束术可能的并发症。包括早期心功能不全、远期心室肥厚、术后低氧血症、肺动脉扭曲、束带异位阻塞左右肺动脉开口（多为右侧）。处理方法是再次调整环束的松紧程度或位置及环束带的宽窄和材料。

（3）双向 Glenn 手术常出现的并发症。①上腔静脉综合征：如果出现上腔静脉压异常增高的情况，应行多普勒超声检查除外吻合口梗阻、狭窄或肺动脉扭曲。抬高头部及躯体上部体位，必要时重新吻合。如果是肺血管阻力因素引起，应使用降低肺动脉压的药物治疗。②胸腔心包积液、乳糜胸：胸腔心包积液、乳糜胸是 Glenn 术后比较常见并发症，可以给予靶血管药物降肺动脉压力，提高胶体渗透压，避免容量过负荷、低脂饮食或全胃肠外营养等措施治疗。③为防止上腔静脉血栓形成，应尽早应用阿司匹林抗凝，尤其是双侧双向 Glenn 患者，建议 3～5 mg/（kg·d）阿司匹林口服抗凝（ⅠB）。

（4）TCPC 手术常见并发症。TCPC 手术常见并发症包括低心排血量、胸腔积液、乳糜胸、血栓形成、心律失常、蛋白丢失性肠病。TCPC 术后低心排血量是比较常见的情况，出现低心排血量应首先排除吻合口狭窄、肺动脉扭曲等外科因素。其他因素包括肺阻力过高、有效容量不足、心功能受损、体循环阻力过低等。可以选择的处理手段包括没有开窗的加做开窗、给予正性肌力药物，降低肺血管阻力，补充足够容量，调整患者为 V 型体位，应用增加血管张力的药物

等。如果是患者无法适应 Fontan 循环，必要时恢复原来的病理状态。术后应用降肺动脉压靶向药物可以减少引流，缩短住院时间。TCPC 患者术后应尽早开始抗凝，术后 24～48 小时阿司匹林与肝素重叠应用，而后口服阿司匹林抗凝［3～5mg/（kg·d）］。也有部分中心采用非常积极的抗凝策略，采用华法林抗凝，早期采用华法林和肝素重叠，而后用华法林终身抗凝，并将国际标准化比值（INR）调整到 2.0～2.5（ⅠB）。

4.3　手术结果

双向 Glenn 手术的死亡率一般＜5%，在有些中心，如果适应证选择合适，成功率更高。TCPC 手术的死亡率在 10% 以下，在国际上一些先进的中心，心外管道 TCPC 死亡率已达到 1% 左右[38]。心外管道 TCPC 手术的 10 年生存率已达到 90% 以上。进行 TCPC 手术的年龄越小，对手术后远期心功能的保护就越有利；但另一方面，其手术后胸腔积液持续的时间和住院时间就越长[39]。

虽然随着外科治疗的进步，单心室生理矫正的各种术式的手术死亡率和生存率均得到显著改善。但在复杂先天性心脏病的处理中，尤其是对于一些可能获得双心室矫正的畸形而言，单心室的生理矫正手术仍需谨慎使用[40]。此外，由于单心室畸形的生理矫正手术多数需分期实施，需要加强对患者和家属的教育和沟通，避免在手术等待期出现意外或耽误手术时机。单心室患者术后需要更多的社会和医疗资源的照顾，包括就业、学习、生育等，唯有如此才能切实提高单心室外科手术的最终疗效。

参考文献

[1] VANPRAAGH R，ONGLEY P A，SWAM H J C. Anatomic types of single or common ventricle in man. Morphologic and geometric aspects of 60 necropsied cases. Am J Cardiol，1964，13：367.

[2] 白凯, 苏肇伉, 金彪, 等. MRI 评估对于不同手术阶段功能性单心室的功能. 中华胸心血管外科杂志, 2006, 22 (6): 21-24.

[3] JONAS R A.Fontan or septation: when I abandon septationin complex lesions with two ventricles. Semin Thorac Cardiovasc Surg Pediatr Card Surg Annu, 2009, 12 (1): 94-98.

[4] 吴清玉, 唐秀杰, 李洪银, 等. 分隔手术治疗单心室. 中华外科杂志, 2008, 46 (6): 469-470.

[5] BACHA E A. Individualized approach in the management of patients with hypoplastic left heart syndrome (HLHS). Semin Thorac Cardiovasc Surg Pediatr Card Surg Annu, 2013, 16 (1): 3-6.

[6] TRUSLER G A, MUSTARD W T. A method of banding the pulmonary artery for large isolated ventricular septal defect with and without transposition of the great arteries. Ann Thorac Surg, 1972, 13 (4): 351.

[7] ALBUS R A, TRUSLER G A, IZUKAWA, et al. Pulmonary artery banding. J Thorac Cardiovasc Surg, 1984, 88: 645.

[8] 刘承虎, 苏俊武, 李志强, 等. 肺动脉环缩术治疗不同年龄伴肺动脉高压单心室. 中华胸心血管外科杂志, 2012, 28 (4): 219-222.

[9] NULAND S B, GLENN W W L, GUIFOIL P H. Circulatory bypass of the right heart. Ⅲ. Some observations on long-term survivors. Surgery, 1958, 43 (2): 184-201.

[10] PATINO J F, GLENN W W L, GUIFOIL P H, et al. Circulatory bypass of the right heart. Further observations on vena caval pulmonary arteryshunts. Surg Forum, 1957, 6: 189.

11] GLENN W W L, PATINO J F. Circulatory bypass of the right heart. Preliminary observations on the direct delivery of vena caval blood into the pulmonary arterial circulation. Azygous vein pulmonaryartery shunt. Yale J Biol Med, 1954, 27: 14.

[12] GAYNOR J W, COLLINS M H, RYCHIK J, et al. Long-term outcome of infants with single ventricle and total anomalous pulmonary venous connection. J Thorac Cardiovsc Surg, 1999, 117 (3): 506-514.

[13] ALSOUFI B, GILLESPIE S, KOGON B, et al. Results of palliation with an initial modified Blalock-Taussig shunt in neonates with single ventricle anomalies associated with restrictive pulmonary bloodflow. Ann Thorac Surg, 2015, 99 (5): 1639-1647.

[14] FRIEDMAN K G, SALVIN J W, WYPIJ D, et al. Risk factors for failed staged palliation after bidirectional Glenn in infants who have undergone stage one palliation. Eur J Cardiaothorac Surg, 2011, 40 (14): 1000-1006.

[15] 肖雅琼, 董念国, 刘金平, 等. 功能性单心室外科治疗及近期疗效. 中华小儿外科杂志, 2011, 32 (4): 248-251.

[16] BRIDGES N D, JONAS R A, MAYER J E, et al. Bidirectional cavopulmonary anastomosis as interim palliation for high-risk Fontan candidates. Early results. Circulation, 1990, 82 (5 Suppl): 200-176.

[17] 陈伟丹, 陈欣欣, 王武军. 单心室合并完全性肺静脉异位引流的外科治疗. 中国循环杂志, 2017, 32 (10): 77-80.

[18] 欧阳文斌, 潘湘斌, 张浩, 等. 单心室合并完全性肺静脉异位引流的外科治疗. 中国循环杂志, 2012, 27 (10): 208-211.

[19] CHOUSSAT A, FONTAN F, BESSE P, et al. Selection criteria for Fontan procedure. In: Anderson RH, Shinebourne EA, editors. Pediatric cardiology. Edinburgh: Churchill Livingstone, 1978. 559-599.

[20] FONTAN F, DEVILLE C, QUAEGEBEUR J, et al. Repair of tricuspid atresiain 100 patients. J Thorac Cardiovasc Surg, 1983, 85 (5): 647.

[21] Vargas FJ, Mayer JE, Jonas RA, et al. Anomalous systemic and pulmonary venous connections in conjunction with atriopulmonary anastomosis (Fontan-Kreutzer). Technical considerations. J Thorac Cardiovasc Surg, 1987, 93 (4): 523-532.

[22] ZHANG T, SHI Y, WU K, et al. Uncontrolled antegrade pulmonary blood flow and delayed Fontan completion after the bidirectional glenn procedure: real-world outcomes in China. Ann Thorac Surg, 2016,

101（4）：1530-1538.

[23] YAN T，TONG G，ZHANG B，et al. The effect of antegrade pulmonary blood flow following a late bidirectional Glenn procedure. Interact Cardiovasc Thorac Surg，2018，26（3）：454-459.

[24] DELEVAL M R，KILNER P，GEWILLIG M，et al. Total cavopulmonary connection：a logical alternative to atriopulmonary connection for complex Fontan operations. Experimental studies and early clinical experience. J Thorac Cardiovasc Surg，1988，96（5）：682-695.

[25] FONTAN F，BAUDET E. Surgical repair of tricuspid atresia. Thorax，1971，26（3）：240-248.

[26] ROSS D N. Replacement of aortic and mitral valve with a pulmonary autograft. Lancet，1967，2（7523）：956.

[27] GENTLES T L，MAYER JR J E，GAUVREAU K，et al. Fontan operation infive hundred consecutive patients：factors influencing early and late outcome. J Thorac Cardiovasc Surg，1997，114（3）：376-391.

[28] DRISCOLL D J，OFFORD K P，FELDT R H，et al. Five-to-fifteen-year follow- up after Fontan operation. Circulation，1992，85（2）：469-496.

[29] FONTAN F，KIRKLIN J W，FERNANDEZ G，et al. Outcome after a 'perfect' Fontan operation. Circulation，1990，81（5）：1520-1536.

[30] KAWASHIMA Y，KITAMURA S，MATSUDA H，et al. Total cavopulmonary shunt operation in complex cardiac anomalies. J Thorac Cardiovasc Surg，1984，87（1）：74-81.

[31] MARCELLETTI C，CORNO A，GIANNICO S，et al. Inferior vena cava- pulmonary artery extracardiac conduit. A new form of right heart bypass. J Thorac Cardiovasc Surg，1990，100（2）：228-232.

[32] LIN Z，GE H，XUE J，et al. Comparison of extracardiac conduit and lateral tunnel for functional single-ventricle patients：A meta-analysis. Congenit Heart Dis，2017，12（6）：711-720.

[33] ZHU Z Q，HONG H F，CHEN H W，et al. Intraatrial conduit Fontan procedure：indications，operative techniques，and clinical outcomes. Ann Thorac Surg，2015，99（1）：156-161.

[34] CROTI U A，BRAILE D M，GODOY M F D，et al. Alternative to an extracardiac Fontan-type operation：direct anastomosis between pulmonary trunk and inferior vena cava. Braz J Cardiov Surg，2008，23（23）：439-441.

[35] LIU X，YUAN H，CHEN J，et al. Outcomes following modified extracardiac Fontan procedure of direct total cavopulmonary connection with autologous vessels：a single-centre 10-year experience. Eur J Cardiothorac Surg，2020，57（4）：628-634.

[36] BARTZ P J，DRISCOLL D J，DEARANI J A，et al. Early and late results of the modified fontan operation for heterotaxy syndrome：30 years of experience in 142 patients. J Am Coll Cardiol，2006，48（11）：2301-2305.

[37] YI T，FAN G，XING Y，et al. Impact of time interval between Glenn and Fontan procedures on Fontan operative and long-term follow-up results. Pediatr Cardiol，2019，40（4）：705-712.

[38] 黄继红，苏肇伉，王亮君，等 . 单心室手术治疗内脏异位综合症早期死亡危险因素分析 . 上海交通大学学报（医学版），2011，31（9）：1269-1271.

[39] RAMAKRISHNAN K，ALFARES F A，HAMMOND-JACK K，et al. Optimal timing of pulmonary banding for newborns with single ventricle physiology and unrestricted pulmonary blood flow. Pediatr Cardiol，2016，37（3）：606-609.

[40] CHEN Q，LI S，HUA Z，et al. Anatomical repair conversion after bidirectional cavopulmonary shunt for complex cardiac anomalies：Palliation is not a one-way path.Pediatr Cardiol，2018，39（3）：604-609.

【授权文章】花中东，李守军代表国家心血管病专家委员会先天性心脏病专业委员会 . 先天性心脏病外科治疗中国专家共识（八）：单心室生理矫治系列手术 . 中国胸心血管外科临床杂志，2020，27（9）：979－986. doi：10.7507/ 1007－4848.202005074

先天性心脏病外科治疗中国专家共识（九）：主动脉瓣下狭窄

【关键词】 先天性心脏病；主动脉瓣下狭窄；外科；治疗；专家共识

主动脉瓣下狭窄（subvalvar aortic stenosis，SAS）是指左心室流出道狭窄水平位于主动脉瓣下的一类疾病，包括由简单至复杂的多病种的一个疾病谱。据文献[1]报道，儿童发病率为 0.025%，占所有左心室流出道狭窄患儿的 15%～20%。SAS 可能与遗传相关，有家族性遗传倾向[2]。

SAS 可引起左心室流出道梗阻（left ventricular outflow tract obstruction，LVOTO）、继发左心室肥厚、主动脉瓣或二尖瓣损害、心肌缺血、急 / 慢性心功能不全、感染性心内膜炎和心律失常等。根据梗阻程度、病变复杂程度不同，临床表现有气促、胸闷、心悸、胸痛、活动耐量降低、生长发育受限、晕厥、猝死等。

根据组织形态及手术策略不同，SAS 可分为 5 种类型：隔膜型、纤维 - 肌型、隧道型、肥厚型心肌病型和合并其他畸形的 SAS。不同类型各具特点，诊断标准和治疗策略基本统一，但仍有某些类型的手术方式选择上存在争议。

我们根据文献提供的循证资料和专家意见，制定该专家共识，力争逐步完善 SAS 的外科治疗方案。对于同时合并主动脉瓣＜ 4.5mm 或 Z 值＜ -3 等发育不良的情况，可能涉及到单心室治疗策略的问题，不在本共识讨论范围内。

1　方法与证据

检索 Medline、Cochrane Library、万方等数据库，从 2020 年 2 月回溯近 50 年关于 SAS 的文献和专著，通过专家讨论结果筛选存在争议的调查项目，根据文献提供的循证资料和专家讨论意见，最终形成本共识。

共识采用的推荐级别：Ⅰ类，已证实和（或）一致公认有效，专家组有统一认识；Ⅱa 类，有关证据 / 观点倾向于有用或有效，应用这些操作或治疗是合理的，专家组有小争议；Ⅱb 类，有关证据 / 观点尚不能被充分证明有用或有效，但可以考虑使用，专家组有一定争议；Ⅲ类，已证实和（或）公认无用或无效，不推荐使用。

共识采用的证据水平：A. 数据来源于多中心随机对照试验、Meta 分析或大型注册数据库；B. 数据来源于单个随机对照试

通讯作者：闫军（Email：yanjun.1112@aliyun.com）、李守军（Email：drlishoujunfw@163.com）代表国家心血管病专家委员会先天性心脏病专业委员会
主笔专家：中国医学科学院阜外医院　董硕、闫军
审稿专家：阜外华中心血管病医院　范太兵
　　　　　华中科技大学同济医学院附属协和医院　周诚

验或非随机研究；C.数据仅来源于专家共识或病例报告。

2　分型

根据组织形态学表现和手术策略的不同，SAS主要包括5种类型。

Ⅰ型，隔膜型。纤维性隔膜呈环形或月牙形，贴附于主动脉瓣以下，突入左心室流出道，大多数病变局限、孤立。根据是否累及主动脉瓣，分为2个亚型：Ⅰa型，隔膜未累及主动脉瓣叶，一般距离主动脉瓣稍远，但也可能伴有主动脉瓣的增厚和关闭不全，发生机制可能与涡流或湍流有关[3-4]；Ⅰb型，隔膜累及主动脉瓣叶，部分隔膜粘附于瓣叶，距离瓣叶近，致使瓣叶增厚、活动受限，易在幼儿期就出现主动脉瓣关闭不全，右叶受累较常见[5]。

Ⅱ型，纤维-肌型。主动脉瓣下隆起的肌肉突入至左心室流出道，可见一圈纤维环附于隆起的肌肉脊上，一般距离主动脉瓣叶有一定距离，常累及主动脉瓣-二尖瓣幕帘，可伴有二尖瓣与主动脉瓣的纤维延续增长，肌肉脊下的室间隔（右冠瓣下的室间隔多见）不同程度增厚，可加重流出道的狭窄[6]。

Ⅲ型，隧道型。不规则的纤维性隧道样狭窄起始于或接近于主动脉瓣环，向下广泛累及左心室流出道（常见范围10～30 mm）[2, 7]，较Ⅰ型、Ⅱ型少见，占SAS的12%，可合并心内膜弹力增生。根据主动脉瓣是否受累和瓣环发育情况，分为2个亚型：Ⅲa型，主动脉瓣未受累或轻微受累，瓣环发育尚可（Z值＞－2），主动脉瓣叶无须或能够手术成形；Ⅲb型，主动脉瓣中度以上受累，瓣环发育不良（Z值

＜－2）[8]，或手术难以成形的主动脉瓣叶严重狭窄或反流，较Ⅲa型少见。

Ⅳ型，肥厚型心肌病型。曾被称为特发性主动脉瓣下肥厚，即肥厚梗阻型心肌病（hypertrophic obstructive cardiomyopathy，HOCM），主要为肥厚心肌致LVOTO，通常伴有收缩期二尖瓣前向运动（SAM征）。

Ⅴ型，合并其他畸形的SAS。如二尖瓣异常瓣叶组织、瓣体或异常肌束连接左室流出道[9]；合并广义Shone综合征；合并主动脉弓中断、缩窄及室间隔缺损、房室间隔缺损；右心室双出口（double outlet right ventricle，DORV）、合并室间隔缺损的大动脉转位（transposition of the great arteries with ventricular septal defect，TGA/VSD）解剖矫治术后LVOTO[10]；构成左心发育不良综合征（常合并主动脉瓣的发育不良）[11]等。

3　诊断

3.1　临床表现

SAS的诊断主要通过检查手段，发现狭窄的形态学证据，并产生相应的血流动力学改变，如主动脉瓣下的血流增快、压差增大等。根据梗阻程度、病变复杂程度不同，临床表现有气促、胸闷、心悸、胸痛、活动耐量降低、生长发育受限、晕厥、猝死等。

3.2　检查方法

心脏超声：心脏超声是诊断SAS的主要检查手段。SAS的超声诊断依据是在主动脉瓣下左室流出道内出现线性稍强回声，或出现肥厚的肌性结构凸向左室流出道内。通过多普勒血流成像图，可以在收缩期看到五彩镶嵌的高速湍流信号。临床外科手

术指征主要取决于左心室流出道内的血流速度，因此通过利用连续多普勒技术测量狭窄口的峰值流速，多个切面进行多角度扫查，而且尽量保证声束方向同血流方向平行。合并复杂畸形时，多普勒血流成像图可能会高估狭窄程度（ⅠC）。

心脏磁共振：可准确评估心脏功能、梗阻部位及心内膜纤维化病变。对于流出道多水平梗阻、心功能降低、左心室偏小、或肥厚型心肌病型，即Ⅲ型、Ⅳ型、Ⅴ型患儿，推荐使用（ⅡaC）。

CT：推荐对于合并复杂畸形的患者进行CT检查。通过增强显像或三维重建技术，可获得更清晰的心脏内、外结构影像，对于合并复杂病变的评估有重要意义（ⅡaC）。

心导管及造影：可通过左室流出道连续测压及显影，判断狭窄水平和狭窄程度[2]。此外，还可判断左心室形态及大小。出于对重症SAS患者的可行性和风险性考虑，不做强烈推荐（ⅡbC）。

胸部X线：作为常规检查项目，SAS在检查中升主动脉通常不宽，偶可见左心室增大。

心电图：作为常规检查项目，85%的SAS患儿在心电图检查中可见左室肥厚表现[12]。

4 手术指征和手术时机

4.1 手术指征

手术指征主要依据症状、临床表现、左心室流出道峰值压差、心功能分级、继发改变（主动脉瓣、二尖瓣受累程度）和合并症的情况综合判断。根据分型，指征如下。

（1）Ⅰ型、Ⅱ型。①静息状态下左心室流出道峰值压差≥50 mmHg（ⅠC）；激发实验后，左心室流出道峰值压差≥50 mmHg（ⅡaC）。②静息状态下左心室流出道峰值压差≥30 mmHg，伴美国纽约心脏协会（NYHA）或ROSS心功能分级（表9-1）为Ⅲ级、Ⅳ级（ⅡaC），NYHA或ROSS心功能分级Ⅰ级、Ⅱ级（ⅡbC）。③主动脉瓣受累，若不满足①、②条，根据狭窄或反流程度：新发的主动脉瓣轻中度狭窄或反流（ⅡbC）；中度狭窄或反流（ⅡaC）；中度以上狭窄或反流（ⅠC）。④合并累及主动脉瓣（组织、功能）的感染性心内膜炎。药物治疗有效，主动脉瓣轻度或以下功能改变（ⅡbC），主动脉瓣轻中度或中度功能改变（ⅡaC）；药物治疗无效（ⅠC）。同时，参照感染性心内膜炎治疗指南（ⅠC）。⑤由于SAS原因，造成二尖瓣反流：中度

表9-1 NYHA与ROSS心功能分级内容

分级	NYHA心功能分级	ROSS心功能分级
Ⅰ级	体力活动不受限	无活动限制或症状
Ⅱ级	中等程度体力活动可引起疲劳、心悸、气喘或心绞痛，但休息时无自觉症状	婴儿：轻度气促或喂养时出汗；大龄儿童：活动后轻度至中度气喘
Ⅲ级	日常活动即引起自觉症状	婴儿：生长缓慢及严重的气促或喂养时出汗；大龄儿童：活动后重度气喘
Ⅳ级	不能从事任何体力活动，休息状态下也可出现心力衰竭症状，体力活动后加重	休息状态下出现气促、喘息、出汗

NYHA：美国纽约心脏协会

（ⅡaC），中度以上（ⅠC）。

（2）Ⅲ型、Ⅳ型。①适合以上适应证；②伴有心功能降低或生长发育受限（ⅡaC）。

（3）Ⅴ型。①参考以上适应证；②合并其他畸形的类型，可依照其他畸形的相应指南处理（ⅠC）。

4.2 手术时机

手术时机的选择，依赖于分型、手术指征的综合判断。各中心之间有所差别，但总体来说，大致相同。Ⅰ型、Ⅱ型患儿，对于在婴儿期没有临床症状、狭窄不严重的，根据随访，多在学龄期或青少年期接受手术[6]；对于狭窄严重，病变进展迅速者，多在学龄前（3～6岁）接受外科手术[13]。其中，Ⅰb型患儿，因为主动脉瓣叶受累，且更易发生瓣叶功能受损和感染性心内膜炎[14]，建议每6个月复查1次心脏超声，一旦病变进展，需积极干预。Ⅲ型、Ⅳ型和部分Ⅴ型患儿，因为畸形复杂，病理生理改变严重，所以就诊时间和接受手术年龄相对较小，有些在新生儿期接受手术。

5 主要手术方法

SAS的手术方式较多，为达到理想的手术效果，应强调手术方式的个体化。术前应全面、准确地评估病变种类、病变范围等，以合理制定手术策略。

对于手术相关并发症，不再另行赘述，在手术步骤及注意事项中体现。

5.1 Ⅰ型、Ⅱ型主要手术

Ⅰ型、Ⅱ型主要采取主动脉瓣下隔膜切除术。一般经主动脉切口，主要针对Ⅰ型、Ⅱ型的患儿，根据具体分型，手术操作要点有所差别。

Ⅰa型：在右冠瓣中点下方对应的隔膜部位，缝置牵引线，用小圆刀正对室间隔垂直于隔膜，全层切透隔膜，再将隔膜慢慢彻底剥离、撕除，注意保护室间隔膜部。

Ⅰb型：同Ⅰa型的步骤。对于粘连于瓣叶的隔膜处理，尽可能恢复瓣叶的顺应性、活动度。原则是在尽可能去除与瓣叶粘连隔膜组织的前提下，保留完整的主动脉瓣叶，避免瓣叶的损伤。

Ⅱ型：于右冠窦中点向下对应的肌肉脊，用圆刀垂直切至其基底部。于左冠瓣下，二尖瓣前叶的前方，用同样的操作方法。紧贴室间隔水平，将其中间部分切除，注意不要过深，避免室间隔穿孔。

有专家[15]建议对左纤维三角和右纤维三角做广泛和彻底的处理，其效果和安全性尚未被公认。

Ⅰ型和Ⅱ型是其最常见类型，占所有SAS患儿的70%[3-4]。建议根据室间隔厚度预防性切除左右冠瓣下方的部分室间隔肌肉，以充分缓解流出道压差，并可避免术后再狭窄。另外，室间隔缺损常合并主动脉瓣下隔膜，尽管没有造成LVOTO，建议在手术同期进行切除，以避免远期生长，造成SAS。

5.2 Ⅲ型主要手术

5.2.1 改良Konno手术
此术式主要用于Ⅲa型患儿，可保留自体主动脉瓣。也可以用于肥厚梗阻型心肌病，DORV或TGA/VSD术后LVOTO的患儿。

主要步骤：用直角钳经左心室流出道进行室间隔定位；经右室面室间隔做朝向心尖的切口，经此切口切除室间隔左心室面纤维膜、肥厚肌肉；补片修补扩大的室间隔。

要点：疏通范围应达到主动脉瓣兜底部，以保证满意的疏通效果。建议直角钳定位点，距离主动脉瓣下约 1 cm 的位置；室间隔切口不宜过大，位于圆锥乳头肌外侧朝向心尖，1~2 cm 即可[16]。对于 DORV 或 TGA/VSD 术后 LVOTO 患儿，应完全拆除原内隧道人工材料补片，扩大室间隔缺损，再重建内隧道。

5.2.2 Ross-Konno 手术 此术式主要用于 Ⅲ b 型，且肺动脉瓣环大小适合、瓣叶功能良好的患儿，甚至可成功应用于新生儿，但推荐手术年龄为 3 月龄之后[17]。也可用于拟行 Ross 手术时自体肺动脉与主动脉瓣环不匹配时，扩大主动脉瓣环或左心室流出道。

主要步骤：横断主动脉，获取冠状动脉纽扣并剪除主动脉瓣叶；获取肺动脉及根部；沿右冠窦中点或稍偏左侧朝向心尖做室间隔切口，充分去除左心室流出道的纤维隔膜和肥厚肌肉；移植肺动脉、冠状动脉（一般采用 7-0 聚丙烯缝线，如普理灵 Everpoint 缝线缝合），缝合升主动脉切口；植入同种瓣，做右心室肺动脉连接。

要点：获取肺动脉时，应额外获取部分右室流出道前壁，以便插入室间隔切口；为方便吻合肺动脉，室间隔切口不宜过深；室间隔切口和肺动脉吻合部，需间断缝合，以免造成止血困难、室间隔残余分流；如没有同种瓣，可用异种带瓣管道或人工材料管道代替[18]。

5.2.3 Konno 手术、Mini 主动脉根部置换手术 Konno 手术主要针对 Ⅲ b 型，拟植入人工瓣膜的患儿。跨主动脉瓣环可增加 2~3 个号，最多 4 个号。

主要步骤：于紧邻右冠状动脉左侧缝置标记线；沿标记线左侧做朝向心尖的升主动脉 - 右室壁 - 室间隔切口；充分去除左心室流出道的纤维隔膜和肥厚肌肉；以椭圆形和三角形的 2 个人工补片重建室间

隔 - 主动脉瓣环，植入人工瓣膜；加宽升主动脉和右心室流出道。

要点：以水平褥式间断紧密缝合补片瓣环部分，避免造成止血困难；三角形补片要足够大，避免右心室流出道变形、缩窄[19]。

Mini 主动脉根部置换手术主要针对 Ⅲ b 型，拟置入同种带瓣管道的患儿。与 Konno 手术不同的是需要横断主动脉和冠状动脉移植[20]。另外，同种主动脉瓣的二尖瓣前叶可以用于修补扩大的室间隔，但是有根部移位和冠状动脉开口位置不匹配的风险。为避免此种情况，可以将同种瓣旋转 180 度，将二尖瓣前叶插入自体二尖瓣，而且还可以达到进一步加宽左心室流出道的效果[21]。

5.3 Ⅳ型主要手术

5.3.1 Morrow 手术、改良扩大 Morrow 手术 Morrow 手术主要用于梗阻部位局限在室间隔基底的 Ⅳ 型患儿。主要步骤：做主动脉斜切口；于室间隔最厚处缝置牵引线；从右冠瓣中点下方 3~5 mm 处，向左冠瓣方向，充分切除肥厚室间隔，至二尖瓣前叶边缘。

改良扩大 Morrow 手术主要用于伴有室间隔中部和心尖肥厚、二尖瓣乳头肌肥大或位置异常的 Ⅳ 型患儿。

主要步骤：除了完成经典 Morrow 手术的操作之外，强调室间隔中部、心尖、乳头肌根部肌肉的扩大切除和乳头肌松解。

注意事项：此手术的术前评估非常重要，特别是术中经食管超声心动图评估，直接决定了手术切除范围和术后效果。通过国内多年成功开展此术式的经验[22-23]，建议仔细确定肥厚部位和范围，对于异常连接于室间隔的肌束、异常连接于二尖瓣叶的乳头肌和腱索应予以切除[24-25]。

5.3.2 Konno 手术、改良 Konno 手术 有学

者应用此类技术治疗Ⅳ型患儿。手术技术见 5.2。

5.4 Ⅴ型主要手术

5.4.1 左心室流出道–二尖瓣环加宽术（保留主动脉瓣叶） 此术式用于伴有二尖瓣瓣环狭窄的Ⅴ型患者。主要步骤：沿主动脉左冠瓣和无冠瓣的交界，做主动脉–二尖瓣环–左心房顶切口；剪除二尖瓣前叶，行二尖瓣人工瓣膜置换；三角形补片加宽二尖瓣环及幕帘。

注意事项：准确对合主动脉瓣环进行缝合，避免瓣叶对合不良。术后常见主动脉瓣少量反流，有专家认为其可促进主动脉瓣环的发育[26]。

5.4.2 左心室心尖–主动脉带瓣管道连接术 目前较少应用。

5.5 其他手术

对于左心室流出道中部梗阻的Ⅳ型患儿，也可经心尖入路或主动脉–心尖联合切口进行疏通[24]；对于边缘左心室患儿，可分期先行姑息手术（如 DKS 或 Norwood 手术），待左心室发育后，再评估是否可行双心室矫治；对于终末期心力衰竭患儿或常规手术禁忌的患儿，可行心脏移植手术[27]。

6 围手术期处理

SAS 患者，无明显心肌肥厚的，特别是Ⅰ型、Ⅱ型，一般无须特殊处理；伴有心肌肥厚，尤其是Ⅳ型患儿，总的处理原则为保证循环稳定的基础上，减慢心率、

降低心肌氧耗，推荐围手术期应用 β 受体阻滞剂[28]，如阿替洛尔 0.25～0.5 mg/kg，2 次/d，至少服用至术后 1 年。

7 手术效果及预后

主动脉瓣下隔膜切除术效果好、死亡率极低；Konno 手术死亡率较高，达 5%～15%[29]；改良 Konno 手术死亡率约 5%[20]；Ross-Konno 手术的病例数相对较少，死亡率在 10% 左右[30-31]；Morrow 手术死亡率在 10% 以下[24-25]，肥厚梗阻型心肌病型患儿生存率和手术效果与初次诊断时间相关[32]，双心室流出道梗阻的患儿手术风险高[22-23, 33]。死亡病例大部分来源于复杂手术，均与初次手术的残余梗阻和由此再手术的风险相关[12]。此外，手术并发症包括室间隔穿孔、高度房室传导阻滞、二尖瓣损伤、主动脉瓣反流、心律失常、出血等。

我国Ⅰ型、Ⅱ型 SAS 的治疗手术成功率为 99%，远期再手术率低于 1%[34-38]。Ⅲ型、Ⅴ型的病例数报道有限[38-40]，且低龄患儿少，可能与这类患儿的就诊时间偏晚有关。Ⅳ型患儿手术成功率为 90%[22-23, 33]，与国际报道一致。

术后应长期严密随访，随访的项目包括患儿一般情况、左心室流出道压差、NYHA 或 ROSS 心功能分级、人工瓣膜功能、自体移植瓣膜功能及生长性等。除了常规行心脏超声和心电图检查外，对于复杂手术患者可行一些特殊心脏检查。

参考文献

[1] BARKHORDARIAN R，WEN-HONG D，LI W，et al. Geometry of the left ventricular outflow tract in fixed subaortic stenosis and intact ventricular septum：an echocardiographic study in children andadults. J Thorac Cardiovasc Surg，2007，133（1）：196-203.

[2] MARON B J，REDWOOD D R，ROBERTS W C，et al. Tunnel subaortic stenosis：left ventricular outflow tract obstruction produced by fibromuscular tubular narrowing. Circulation，1976，54（3）：404-416.

[3] CHOI J Y，SULLIVAN I D. Fixed subaortic stenosis：anatomical spectrum and nature of progression. BrHeartJ，1991，65（5）：280-286.

[4] PATANÈ S，PATANÈ F，MARTE F，et al. Subvalvular aortic stenosis associated with valvular aortic regurgitation in young child. Int J Cardiol，2009，133（2）：e81-e83.

[5] DE VRIES A G，HESS J，WITSENBURG M，et al. Management of fixed subaortic stenosis：a retrospective study of 57 cases. J Am Coll Cardiol，1992，19（5）：1013-1017.

[6] SERRAF A，ZOGHBY J，LACOUR-GAYET F，et al. Surgical treatment of subaortic stenosis：a seventeen-year experience. J Thorac Cardiovasc Surg，1999，117（4）：669-678.

[7] REIS R L，PETERSON L M，MASON D T，et al. Congenital fixed subvalvular aortic stenosis. An anatomical classification and correlations with operative results. Circulation，1971，43（5 Suppl）：Ⅰ11-Ⅰ18.

[8] RHODES L A，COLAN S D，PERRY S B，etal.Predictors of survival in neonates with critical aortic stenosis. Circulation，1991，84（6）：2325-2335.

[9] HARTYÁNSZKY I L，KÁDÁR K，BOJELDEIN S，et al. Mitral valve anomalies obstructing left ventricular outflow. Eur J Cardiothorac Surg，1997，12（3）：504-506.

[10] KALFA D，GHEZ O，KREITMANN B，et al. Secondary subaortic stenosis in heart defects without any initial subaortic obstruction：A multifactorial postoperative event. Eur J Cardiothorac Surg，2007，32（4）：582-587.

[11] TCHERVENKOV C I，JACOBS J P，WEINBERG P M，et al. The nomenclature，definition and classification of hypoplastic left heart syndrome. Cardiol Young，2006，16（4）：339-368.

[12] SHEM-TOV A，SCHNEEWEISS A，MOTRO M，et al. Clinical presentation and natural history of mild discrete subaortic stenosis. Follow-up of 1-17 years. Circulation，1982，66（3）：509-512.

[13] KATZ N M，BUCKLEY M J，LIBERTHSON R R. Discrete membranous subaortic stenosis. Report of 31 patients，review of the literature，and delineation of management. Circulation，1977，56（6）：1034-1038.

[14] MORROW A G，FORT L，ROBERTS W C，et al. Discrete subaortic stenosis complicated by aortic valvular regurgitation. Clinical，hemody- namic，and pathologic studies and the results of operative treatment. Circulation，1965，31：163-171.

[15] YACOUB M，ONUZO O，RIEDEL B，et al. Mobilization of the left and right fibrous trigones for relief of severe left ventricular outflow obstruction. J Thorac Cardiovasc Surg，1999，117（1）：126-132.

[16] COOLEY D A，GARRETT J R. Septoplasty for left ventricular outflow obstruction without aortic valve replacement：a new technique. Ann Thorac Surg，1986，42（4）：445-448.

[17] VAN SON J A，FALK V，Mohr FW. Ross-Konno operation with resection of endocardial fibroelastosis for critical aortic stenosis with borderline-sized left ventricle in neonates. Ann Thorac Surg，1997，63（1）：112-116.

[18] Ross D. Application of homografts in clinical surgery. J Card Surg，1987，2（1 Suppl）：175-183.

[19] MISBACH G A，TURLEY K，ULLYOT D J，et al. Left ventricular outflow enlargement by the Konno procedure. J Thorac Cardiovasc Surg，1982，84（5）：696-703.

[20] LAREDO M，KHRAICHE D，RAISKY O，et al. Long-term results of the modified konno procedure in high-risk children with obstructive hypertrophic cardiomyopathy. J Thorac CardiovascSurg，2018，156（6）：2285-2294.

[21] MILSOM F P，DOTY D B. Aorticvalve replacement and mitral valverepair with allograft. J Card Surg，1993，8（3）：350-357.

[22] 张旌、徐海涛、陈亮，等．改良扩大 Morrow 手术治疗儿童肥厚型梗阻性心肌病的临床研究．中国循环杂志，2018，33（10）：1011-1015.

[23] XU H，YAN J，WANG Q，et al.Extended septal myectomy for hypertrophic obstructive cardiomyopathy in children and adolescents. Pediatr Cardiol，2016，37（6）：1091-1097.

[24] KOTKAR K D，SAID S M，DEARANI J A，et al. Hypertrophic obstructive cardiomyopathy：The Mayo clinic experience. Ann Cardiothorac Surg，2017，6（4）：329-336.

[25] SCHLEIHAUF J，CLEUZIOU J，PABST VON OHAIN J，et al. Clinical long-term outcome of septal myectomy for obstructive hypertrophic cardiomyopathy in infants. Eur J Cardiothorac Surg，2018，53（3）：538-544.

[26] JONAS R A，KEANE J F，LOCK J E. Aortic valve-preserving procedure for enlargement of the left ventricular outflow tract and mitral anulus.J Thorac Cardiovasc Surg，1998，115（5）：1219-1222.

[27] BOUCEK M M，MASHBURN C，DUNN S M，et al. Pediatric heart transplantation after declaration of cardiocirculatory death. N Engl J Med，2008，359（7）：709-714.

[28] ELLIOTT P M，ANASTASAKIS A，et al. 2014 ESC guidelines on diagnosis and management of hypertrophic cardiomyopathy：the task force for the diagnosis and management of hypertrophic cardiomyopathy of the European Society of Cardiology（ESC）. EurHeart J，2014，35（39）：2733-2779.

[29] TABATABAIE M B，GHAVIDEL A A，YOUSEFNIA M A，et al. Classic Konno- Rastan procedure：indications and results in the current era. Asian Cardiovasc Thorac Ann，2006，14（5）：377-381.

[30] Daenen WJ. Repair of complex left ventricular outflow tract obstruction with a pulmonary autograft. J Heart Valve Dis，1995，4（4）：364-367.

[31] REDDY V M，RAJASINGHE H A，TEITEL D F，et al. Aortoventriculoplasty with the pulmonary autograft：The "Ross-Konno" procedure. JThorac Cardiovasc Surg，1996，111（1）：158-165.

[32] ALEXANDER P M A，NUGENT A W，DAUBENEY P E F，et al. Long-term outcomes of hypertrophic cardiomyopathy diagnosed during childhood：results from a national population-based study. Circulation，2018，138（1）：29-36.

[33] 郭荣龙，王强，李巅远，等 . 室间隔心肌切除术对低龄儿童肥厚型梗阻性心肌病的临床疗效及早期随访结果 . 中国循环杂志，2015，30（5）：460-464.

[34] 于伟，姜胜利，任崇雷，等 . 主动脉瓣下狭窄的外科治疗 . 中国体外循环杂志，2015，13（1）：37-39.

[35] 李晓锋，马维国，朱耀斌，等 . 主动脉瓣下隔膜的外科矫治 . 中国胸心血管外科临床杂志，2014，21（3）：307-311.

[36] 乔刚，张国报，程兆云 . 手术治疗主动脉瓣下狭窄 11 例 . 新乡医学院学报，2013，30（12）：1003-1004.

[37] 朱平，张镜芳，庄建，等 . 先天性主动脉瓣下狭窄 103 例的外科治疗 . 岭南心血管病杂志，2007，13（3）：203-205.

[38] ZHANG X，WANG W，YAN J，et al. Surgical treatment results of secondary tunnel-like subaortic stenosis after congenital heart disease operations：a 7-year，single-center experience in 25 patients.J Card Surg，2020，35（2）：335-340.

[39] 李晓涛，孙国成，雷军荣，等 . Konno 术和改良 Konno 术在治疗严重左室流出道狭窄中的应用研究 . 陕西医学杂志，2018，47（8）：1047-1049.

[40] 邹明晖，马力，夏园生，等 . Ross-Konno 手术治疗儿童主动脉瓣及瓣下狭窄的临床疗效 . 中国胸心血管外科临床杂志，2020，27（4）：476-478.

【授权文章】董硕，闫军，李守军代表国家心血管病专家委员会先天性心脏病专业委员会 . 先天性心脏病外科治疗中国专家共识（九）：主动脉瓣下狭窄 . 中国胸心血管外科临床杂志，2020，27（10）：1113－1118. doi：10.7507/1007－4848.202005082

先天性心脏病外科治疗中国专家共识（十）：法洛四联症

【关键词】 先天性心脏病；法洛四联症；外科治疗；专家共识

法洛四联症（tetralogy of Fallot，TOF）是最常见的发绀型先天性心脏病，每万次分娩中患 TOF 的新生儿为 3～6 例，占先天性心脏病的 5%～7%。TOF 属于圆锥动脉干畸形，包括 4 种同族心血管畸形：漏斗部狭窄在内的右心室流出道狭窄、对位不良的室间隔缺损、主动脉骑跨（骑跨范围 ≤ 50%）及继发性右心室肥厚。

临床上对 TOF 外科治疗的手术时机、手术方法尚存争议，因而本文将结合中国国内的情况，开展讨论，制定中国专家共识，以进一步规范 TOF 的外科治疗。

1 方法与证据

我们检索了 Medline、PubMedPlus、yuntsg、维普、同方、万方等数据库，从 2020 年 1 月回溯近 20 年关于 TOF 的文献和专著，根据文献提供的循证资料，结合专家讨论结果，最终形成以下共识。

共识采用的推荐级别：Ⅰ类，已证实和（或）一致公认有效，专家组有统一认识；Ⅱa 类，有关证据或观点倾向于有用或有效，应用这些操作或治疗是合理的，专家组有小争议；Ⅱb 类，有关证据 / 观点尚不能被充分证明有用或有效，但可以考虑使用，专家组有一定争议；Ⅲ类，已证实和（或）公认无用或无效，不推荐使用。

共识采用的证据水平：A. 数据来源于多中心随机对照试验或 Meta 分析或大型注册数据库；B. 数据来源于单个随机对照试验或非随机研究；C. 数据仅来源于专家共识或病例报告。

2 病理解剖

2.1 右心室流出道狭窄

包括右心室漏斗部、肺动脉瓣、瓣环、肺动脉主干以及分支狭窄，可以单一部位狭窄，也可伴有多处狭窄。单纯漏斗部狭窄占 20%～25%，漏斗部和肺动脉狭窄占 75%～80%。后者常伴有肺动脉瓣环狭窄和（或）肺动脉主干及其分支开口狭窄，甚至一侧肺动脉缺如。严重的漏斗部狭窄可以伴有弥漫性漏斗部发育不良，广泛的纤维肌肉增生呈针眼状漏斗口，形成

通讯作者：王辉山（Email：huishanwang@hotmail.com）、李守军（Email：drlishoujunfw@163.com）代表国家心血管病专家委员会先天性心脏病专业委员会
主笔专家：中国人民解放军北部战区总医院　王辉山、方敏华
审稿专家：福建医科大学附属协和医院　陈良万
　　　　　上海交通大学医学院附属上海儿童医学中心　祝忠群

管状狭窄。约2/3的患者为二叶肺动脉瓣，少数为三叶肺动脉瓣，8%～10%为瓣叶融合呈单叶瓣。成人患者约半数肺动脉瓣叶为纤维粘液样改变，瓣叶增厚或发育不良，常伴有肺动脉瓣环狭窄[1-5]。

2.2 室间隔缺损

多为非限制性缺损，根据漏斗部的存在或缺如，TOF室间隔缺损分为膜周部缺损和肺动脉下缺损。后者可以表现为漏斗部发育不良或漏斗部缺如。1%～3%合并多发室间隔缺损[1-5]。

2.3 其他心内畸形

包括主动脉骑跨（骑跨范围≤50%）和继发的右心室肥厚。冠状动脉畸形的发生率约5%～15%，包括右冠状动脉粗大的圆锥分支、前降支起源于右冠状动脉、单支冠状动脉等。TOF的肺内侧支循环多来源于支气管动脉，少数起源于主动脉及其分支。极少数患者合并粗大的侧支动脉[6-13]。

3 诊断

3.1 临床表现

部分轻型TOF患者可无明显临床症状。TOF典型临床表现为发绀、喂养困难、呼吸困难和缺氧发作，喜蹲踞，严重的可以出现心功能衰竭的临床表现。高血压在成人TOF患者中比较多见。此外，少数TOF患者可出现脑血栓、脑脓肿和心内膜炎的表现[1-4]。体格检查：部分患者生长发育异常，口面部青紫，杵状指趾，胸廓畸形。心前区可以闻及心脏杂音[1-2]。

3.2 相关诊断检查

3.2.1 胸部X线片、心电图、超声心动图为常规检查项目 特别是超声心动图，能明确心内畸形、肺动脉的发育情况，评价心脏功

能，为临床首选的检查（ⅡaA）[1-4]。

3.2.2 多层螺旋CT心血管造影（CTA） CTA作为选择性的临床诊断方法，能够较好地评估周围肺动脉及心室发育情况、室间隔缺损的类型、冠状动脉畸形以及肺内侧支循环血管，在多数心脏外科中心作为心导管和选择性右心室造影的替代方法（ⅡaB）[1-2, 14]。

3.2.3 磁共振成像（MRI） MRI作为选择性的临床诊断方法，能准确地显示右心室流出道和肺动脉分支的解剖结构，评价心室功能和术后肺动脉瓣反流，并且避免了放射性损伤，临床逐步代替心导管和选择性右心室造影[1-2, 14-15]。但是其检查要求的条件较高，如患者检查时间相对较长，需要制动以及控制性呼吸。因此，对于新生儿和婴儿不作为术前常规诊断检查方法（ⅡbB）[1-2]。

3.2.4 心导管和心血管造影 曾经是TOF诊断的"金标准"，能明确室间隔缺损类型、肺动脉的发育、冠状动脉畸形和肺部侧支循环血管，可以测量各心房、室腔压力。随着CTA、MRI的应用，目前已不推荐为常规检查。如果存在肺动脉分支解剖不明确，怀疑存在大型主-肺侧支血管或多发肌部室间隔缺损，或怀疑冠状动脉异常起源于肺动脉，可行心导管和心血管造影（ⅡbB）[1, 4, 16]。

4 外科治疗

4.1 手术适应证和时机

TOF外科治疗的目的是解除右心室流出道狭窄、闭合室间隔缺损、尽可能保留肺动脉瓣和维护右心室功能。早期一期矫治手术可以避免长期缺氧导致的机体多脏器功能损伤，改善心脏功能，促进肺动脉和肺泡组织

的发育，并且临床效果满意[6-16]。

TOF 患者一旦确诊，均应考虑手术治疗。最佳手术时机目前存在争议。至于一期矫治亦或分期矫治，应根据以下条件。

一期矫治手术的基本条件：肺动脉发育能够承载接近全部的心输出量，肺动脉发育指标：McGoon 比值 > 1.2、肺动脉指数（Nakata 指数）> 150 mm²/m²（ⅡaA）[1]。对于新生儿和小婴儿患者，有放宽一期矫治手术指征和减少姑息分流手术的趋势[2, 4, 6]。对于无明显症状的 TOF 患者，满足一期矫治条件，出生后 6 个月至 1 岁进行矫治手术（ⅡaA）[2-4, 7-9, 13-17]。伴有缺氧症状的新生儿或小婴儿 TOF 应进行急诊手术（ⅠA），根据肺动脉的发育情况，符合一期手术条件施行一期矫治手术，否则行姑息手术（ⅡaB）。有条件的心脏外科中心，可以开展 3 个月内无症状小婴儿的 TOF 一期矫治手术，但不建议普遍推广（ⅡbB）。

左心室大小目前已不作为一期矫治手术的判定指标，但左心室舒张末期容积指数过小（即左心室舒张末期容积指数 < 30 mL/m²，二尖瓣 Z 值不小于 -2～-2.5，超声心动图四腔心切面左心室长轴小于房室瓣到心尖长度的 80%[1, 4]），术后低心排血量综合征发生率较高[16-17]（ⅡbC）。

4.2 外科手术方法

4.2.1 一期矫治
TOF 一期矫治手术主要包括解除右心室流出道狭窄和闭合室间隔缺损。室间隔缺损闭合可以经右心房或右心室切口进行。随着保护肺动脉瓣和右心室功能理念的深入，目前大部分外科医生经右心房切口和三尖瓣口闭合室间隔缺损，采用自体心包补片或人工补片修复，采用连续或间断缝合取决于术者的习惯[1-4]。目前争议的焦点是解除右心室流出道狭窄

中如何尽可能保留肺动脉瓣和维护右心室功能。

4.2.1.1 经右心房切口或联合肺动脉切口心内矫治手术[18-44] 经右心房切口广泛彻底切除漏斗部肥厚的肌肉至肺动脉瓣环下，闭合室间隔缺损，常规行肺动脉纵切口探查分支和肺动脉瓣，切开肺动脉瓣交界，必要时切开瓣环，切除瓣下肥厚的肌肉，彻底解除漏斗部狭窄，术中可以直视下进行球囊扩张或肺动脉瓣成形。适用于肺动脉瓣环 Z 值 > -2，肺动脉瓣为三叶或二叶瓣、右心室漏斗部非管样弥漫性狭窄可以采用保留肺动脉瓣的经右心房切口或联合肺动脉切口心内修复（ⅡaB）。肺动脉瓣环 Z 值的标准仍不明确，大部分术者要求肺动脉瓣环 Z 值 > -2 或 -3。少数心脏外科中心报道 Z 值 < -4 者行肺动脉瓣环切开 + 直视下球囊扩张[32, 38-40]。该手术方法的优点是避免右心室切口，保留肺动脉瓣膜的完整性，减少术后肺动脉瓣反流，保护右心室功能和降低室性心律失常发生率。右心室漏斗部管状狭窄，严重肺动脉瓣环发育不良，肺动脉瓣叶融合成单叶是手术的相对禁忌证[2-4]。存在的主要问题是术后残余右心室流出道狭窄，术后中远期仍有部分患者出现中度以上的肺动脉瓣反流。

4.2.1.2 跨肺动脉瓣环右心室流出道补片加宽（TAP）矫治手术[1-2, 45-59] TAP 目前仍是临床常用的手术方式之一，适用于严重肺动脉瓣发育不良（瓣叶融合、单叶瓣）、肺动脉瓣环发育不良（即肺动脉瓣 Z 值 < -3）、肺动脉瓣下室间隔缺损；右心室漏斗部管状狭窄可以采用限制性右心室切口 + TAP 心内矫治（ⅡaB）[1-2, 45-49]。随着保护右心室功能理念的加强，以往经典的 TAP 手术方法应用逐步减少。

限制性右心室小切口（< 0.5 cm）和右心室漏斗部保护技术（right ventricle infundibulum sparing，RVIS）得到广泛应用[50-54]。RVIS 方法主要包括经右心房和肺动脉切口修复室间隔缺损、切除漏斗部肥厚的肌肉、右心室小切口（< 0.5 cm）扩大肺动脉瓣环、彻底解除肺动脉瓣与右心室漏斗连接部的狭窄、采用宽度合适的补片加宽流出道切口、保留右心室调节束、避免过度切除右心室肌束、减轻术后肺动脉瓣反流、保护右心室功能。大量文献[49-56]报道早中期效果满意，但是远期效果仍有争议。

目前右心室流出道的加宽标准见表 10-1（ⅡaB）。Hegar 探条可以作为一个参考：体表面积 < 1 m^2 者，能顺利通过 8～13 mm 探条；> 1 m^2 者，能顺利通过 14～17 mm 探条[1]。婴幼儿可以参考肺动脉瓣环 Z 值 > 0 或 –2 为标准[2, 33, 47, 57]，或根据体重（kg）+1～2 mm[33]。

表 10–1　最小可接受的肺动脉瓣环大小

体重（kg）	直径（mm）	面积（mm^2）
4	7.0	38
5	7.5	45
6	8.0	50
7	9.0	63
8	9.5	72
9	10	81
10	11	90
12	12	113
14	13	126
16	13.5	144
18	14	162
20	15	177

来源：虚构数据，仅用作图表示例。

TAP 同时植入功能瓣膜，能明显减轻术后早期肺动脉瓣反流，远期效果仍存在争议。目前临床功能性肺动脉瓣膜的常用材料有自体心包、牛心包、聚四氟乙烯（PTFE）片、同种异体带瓣血管片等。优点是近、中期抗肺动脉瓣反流效果满意。远期仍然存在肺动脉瓣反流、右心室流出道狭窄和右心室功能减退等问题（ⅡbB）[2, 60-63]。进行补片缝合时多采用 5-0 或 6-0 聚丙烯缝线（如普理灵 Everpoint 缝线）。

4.2.1.3　经右心室切口心内矫治[1-2, 4, 36, 47, 49]
对于肺动脉瓣叶和瓣环发育较好（Z 值 > –2），漏斗部管状狭窄，或术中发现右心室漏斗部残余狭窄，可以采用保留肺动脉瓣环的右心室切口心内矫治（ⅡbB）。

采用右心室漏斗部小切口（纵切口或横切口）联合右心房切口，充分切除肺动脉瓣环下的肥厚增生肌肉，切口可以直接缝合或采用合适的补片加宽。

伴有肺动脉或分支狭窄的，可以采用肺动脉切口补片加宽。该手术方法的优点是保留肺动脉瓣，充分切除右心室漏斗部肥厚肌肉。存在的风险是术后右心室功能减退。

4.2.1.4　右心室流出道狭窄解除标准及评价指标[2, 42, 50-51, 54, 59]　TOF 修复术后应常规评估右心室流出道狭窄解除的效果。经食管超声心动图测定右心室流出道的血流速度，或术中直接穿刺测量右心室体部、漏斗部的收缩压，跨肺动脉瓣环的压差，计算右心室/左心室收缩压比值（PRV/LV）（ⅡaB）。术后 PRV/LV < 0.5、跨肺动脉瓣环压差 < 20 mmHg、右心室流出道流速 < 3m/s 为右心室流出道狭窄解除满意。PRV/LV > 0.8、跨肺动脉瓣环压差 > 40 mmHg、右心室流出道流速 > 3.5 m/s，超声心动图检查提示有残余狭窄的部位，需要重新处理右心室流出道或再次手术解除残余狭窄（ⅡaB）。根据残余狭窄的部位采用不同的处理方法，肺动脉瓣环残余狭窄需要采用跨瓣环补片加宽，漏斗部残余狭窄需要重新切除肥厚肌肉或漏斗部切口补片加宽，肺动脉分叉或远端残余狭窄，需要补片加宽。婴儿患者术后早期体循环压力偏低（< 60 mmHg），PRV/LV 往往偏高，需要结合经食管超声心动图检查综合判断。PRV/LV > 0.8，超声心动图检查没有发现明显的残余狭窄部位，并且循环指标平稳的，可以不予处理，术后严密观察。循环指标不平稳的可以采用室间隔缺损补片开窗。进行补片缝合时多采用 5-0 或 6-0 聚丙烯缝线（如普理灵 Everpoint 缝线）。

4.2.2 分期矫治

用于无法满足一期矫治手术条件的患者，主要是伴有严重肺动脉分支发育不良（即 McGoon 比值 < 1.2、Nakata 指数 < 150 mm²/ m²）（ⅠA）[1]。目前临床常用的姑息手术方法有改良 Blalock-Taussig 分流术，中央分流术及右心室流出道补片加宽[64-76]。

4.2.2.1 改良 Blalock-Taussig 分流术[1-2, 58-72]

目前为临床首选的分流手术。经胸部正中切口，采用膨体聚四氟乙烯管，建立右锁骨下动脉或无名动脉与右肺动脉分流。该术式的优点：操作简单，可以非体外循环下完成，分流量容易控制。局限：小婴儿容易出现分流管早期堵塞，肺动脉吻合口狭窄，肺动脉扭曲，肺动脉不均衡发育。此外，舒张期窃血和肺过度灌注导致的急性心力衰竭是严重的术后并发症（ⅡbB）。

4.2.2.2 中央分流术[1-2, 18, 73]

升主动脉到肺动脉干的分流，采用膨体聚四氟乙烯管，建立升主动脉到肺动脉主干的分流。该术式的优点：分流量大，促进左、右肺

动脉均衡发育。局限：容易产生术后舒张期窃血和肺过度灌注导致的急性心力衰竭，部分患者需在体外循环下完成（ⅡbB）。

4.2.2.3 右心室流出道补片限制性加宽[18, 73-74]

在体外循环下纵行切开右心室和肺动脉，切除部分肥厚的漏斗部肌肉，应用戊二醛处理心包补片加宽右心室流出道。进行补片缝合时多采用 5-0 或 6-0 聚丙烯缝线（如普理灵 Everpoint 缝线）。

该术式的优点：肺动脉中心前向血流符合生理状态，较好促进肺血管床发育，左右肺动脉均衡发育，无舒张期窃血，不易形成血栓。局限：需要体外循环下完成手术、右心室流出道加宽标准不明确（ⅡbB）。

4.2.2.4 右心室流出道支架植入[34, 73-74]

低龄、低体重患者不能耐受手术，可以考虑采用右心室流出道支架植入。其缺点为二次手术支架取出导致肺动脉、冠状动脉损伤以及肺动脉瓣损毁（ⅡbC）。

5 术后主要并发症的处置

TOF 矫治术后主要并发症：低心排血量综合征、心律失常、室间隔残余分流、残余右心室流出道狭窄、肺动脉瓣反流、感染性心内膜炎、多脏器功能衰竭等。

5.1 低心排血量综合征

TOF 矫治术后出现此综合征较多（10%～20%），也是早期死亡的主要原因（排除解剖因素）。此综合征产生在 TOF 伴有肺动脉和左心发育不良的病例及术终测定 PRV/LV > 0.8，还有灌注技术和心肌保护不良，心内修复不完善，止血不彻底而出现心脏压塞等因素相关。此综合征可采取以下措施：①延长机械辅助呼吸时间；②适当补充血容量；③术终延迟关

胸；④存在右心室流出道严重狭窄和室内大量左向右分流时，应再次手术；⑤胸腔和腹腔积液者应及时穿刺引流；⑥有心脏压塞时争取尽早开胸止血；⑦有少尿或无尿产生肾功能衰竭者及时腹膜透析或血液透析；⑧注意水电解质平衡和呼吸道护理（ⅡaB）。

5.2　室间隔缺损残余分流

术后室间隔缺损残余分流发生率为3%～5%，多因修复不完善和补片撕裂，也可见于未发现的多发肌部室间隔缺损，分流量较大时可引起低心排血量综合征或肺水肿，应加强强心利尿。分流量较大，经内科保守治疗效果不理想，影响患者心肺功能的应考虑再次手术修补（ⅡaB）。

5.3　心律失常 [74-83]

TOF 矫治术后43%的患者伴有心律失常，其中20%为房性快速性心律失常，6%～12%为交界性逸搏心律，15%为室性心律失常，室性心动过速为术后猝死的主要原因。影响血流动力学的心律失常可采用药物、射频消融及外科治疗。若有自主持续的室性心动过速，行导管消融或外科手术，排除可逆原因后的心脏停搏患者可植入心脏复律除颤器。完全性心脏传导阻滞少见，发生率为1%～3%，可植入永久起搏器（ⅡaB）。

5.4　肺动脉瓣反流

TOF 矫治术后早期的肺动脉瓣反流可没有症状，甚至无症状存活很久，尤其是年轻患者，既往认为这是一种良性的病变 [80]。但是，大量研究 [84-88] 发现，长期的动脉瓣反流及慢性右心室容量超负荷可导致活动耐量下降，右心室射血分数下降，心律失常和猝死，是远期并发症出现的主要原因。

5.4.1　术后评估　超声心动图对于动脉瓣

反流程度及右心室功能的评估较难，且较依赖检查者的经验，而 MRI 逐渐称为评估 TOF 术后右心室功能及动脉瓣反流程度的标准手段（ⅡaB）[14, 58, 84-87]，对于有起搏器植入患者优先选用 CTA（ⅠB）[87]。

5.4.2　预防肺动脉瓣反流的方法　采用 TAP

的手术方法增加了术后肺动脉瓣反流的风险，而肺动脉瓣反流继而会加重右心室功能及左心室功能的减退。术后保留轻度的肺动脉瓣狭窄（右心室收缩压60～70 mmHg，跨瓣压差15～30 mmHg），可显著降低远期肺动脉瓣反流，降低后期肺动脉瓣置换概率 [52, 87]，而过高或过低的右心室压都加重右心室功能的减退。

5.4.3　肺动脉瓣反流的治疗　主要手段为肺动

脉瓣置换术（pulmonary valve replacement，PVR），术后有症状的肺动脉瓣反流需要进行 PVR，可以采用经胸换瓣或经皮植入。无症状的肺动脉瓣反流手术时机尚有争议，推荐指征主要包括：中重度的肺动脉瓣反流、三尖瓣中度以上反流，右心室舒张末期容积指数 > 150～170 mL/m²，QRS 波时限 160～180 m/s，右心室收缩末期容积指数 > 70～90 mL/m²，右心室射血分数 < 45%，右心室流出道瘤样扩张等，持续性房性/室性心律失常（ⅡbC）[86-87]。

5.5　残余右心室流出道狭窄 [2, 44, 50-55]

残余右心室流出道狭窄是术后常见的并发症，是术后最常见的再手术或再干预治疗的原因。轻度的残余狭窄已被大家广泛认可，并且具有一定的减轻肺动脉瓣反流的作用 [86-87]。但是重度的残余狭窄需要再次干预治疗。临床常应用 PRV/LV 评估其严重程度，PRV/LV > 0.8 提示存在明显的狭窄。部分 TOF 修复术后 PRV/LV 会有一个逐渐降低的过程，特别是婴幼儿患者，早期的残余压差会随着时间逐渐下降而免于再干预[2]。对于后期存在的残余狭窄需要再干预的时机仍存在争议。

6 手术效果与预后

国内外对 TOF 手术治疗进行了长期基础研究和临床实践，治疗效果不断提高，并发症减少，死亡率逐渐下降。目前国内外术后早期手术死亡率在 2%～5%，大的心脏外科中心 < 1%[88-94]。2012 年一组欧洲的 6654 例 TOF 的资料（1999—2001 年）显示，TAP 手术方法 3827 例（57.5%），手术死亡率 2.11%，经右心室切口非补片加宽 1309 例（19.7%），手术死亡率 1.53%，经右心房 - 肺动脉切口 1214 例（18.2%），手术死亡率 1.48%[44]。2019 年 Padalino 等报道意大利的多中心 TOF 手术结果，720 例患儿平均手术年龄 5.7 个月，手术死亡率 3%。国内 TOF 外科治疗也取得了良好的效果，2007 年广东省心血管病研究所报道了 1 岁以内的 TOF 矫治手术效果，91 例患儿平均手术年龄 7.9 个月，85 例采用经右心室切口修复室间隔缺损和 TAP 加宽右心室流出道，早期死亡率 7.7%，2005 年下降至 3.8%[88]。2011 年，北京阜外医院报道了一个病区 2009 年的 178 例 TOF 矫治手术效果，手术年龄 4 个月至 8 岁，单纯右心室流出道补片 69 例，TAP 109 例，手术死亡率 0.58%[90]。2016 年南京儿童医院报道 81 例 8 kg 以下婴儿 TOF 矫治手术效果和围手术期并发症，手术年龄 3～10 个月，术后死亡率 1.2%，低心排血量综合征 7.5%，心律失常 6.2%[91]。2017 年北部战区总医院报道了 416 例 4～60 个月的 TOF 矫治手术效果，手术死亡率 1.3%[92]。2016 年广东省心血管病研究所报道了 227 例成人 TOF 矫治手术效果，手术死亡率 5.3%[93]。因此，选择合适的手术时机和手术方法，正确评价术后的心室功能，能明显提高 TOF 矫治手术的中远期效果。

参考文献

[1] 易定华，徐志云，王辉山 . 心脏外科学 . 2 版 . 北京：人民军医出版社，2016：1169-1203.

[2] Kirklin/Barratt-Boyes，Chief editor. Cardiac Surgery，4th Edition. Netherlands：Elsevier Saunders，2013：1359-1467.

[3] 刘锦纷，孙彦隽，主译 . 小儿心脏外科学 . 4 版 . 上海：上海世界图书出版公司，2014：467-487.

[4] 刘锦纷，孙彦隽，主译 . 先天性心脏病外科综合治疗学 . 2 版 . 上海：上海世界图书出版公司，2016：343-365.

[5] DICKINSON D F. Variations in morphology of the ventricular septal defect and disposition of atrioventricular conduction tissues intetralogy of Fallot. Thorac Cardiovasc Surg，1982，30（5）：243-249.

[6] 邢泉生，武钦，刘玮，等 . 一期手术根治新生儿早产儿有症状法洛四联症 . 中华胸心血管外科杂志，2017，33（5）：262-266.

[7] JONAS R A. Early primary repair of tetralogy of Fallot. Semin Thorac Cardiovasc Surg Pediatr Card Surg Annu，2009，12（1）：39-47.

[8] Van Arsdell G S，Maharaj G S，Tom J，et al. What is the optimal age for repair of tetralogy of Fallot? Circulation，2000，102（19 Suppl 3）：Ⅲ 123- Ⅲ 129.

[9] OOI A. Medium term outcome for infant repair in tetralogy of Fallot：indicators for timing of surgery. Eur J Cardiothorac Surg，2006，30（6）：917-922.

[10] KIRSCH R E，GLATZ A C，GAYNOR J W，etal.Results of elective repair at 6 months or younger in 277

patients with tetralogy of Fallot: a 14- year experience at a single center. J Thorac Cardiovasc Surg, 2014, 147（2）: 713-717.

[11] TAMESBERGER M I, LECHNER E, MAIR R, et al. Early primary repair of tetralogy of Fallot in neonates and infants less than four months of age. Ann Thorac Surg, 2008, 86（6）: 1928-1935.

[12] VIDA V L, ANGELINI A, GUARIENTO A, et al. Preserving the pulmonary valve during early repair of tetralogy of Fallot: Anatomic substrates and surgical strategies. J Thorac CardiovascSurg, 2015, 149（5）: 1358-1363.

[13] KHAN S M, DRURY N E, STICKLEY J, et al. Tetralogy of Fallot: morphological variations and implications for surgical repair. Eur J Cardiothorac Surg, 2019, 56（1）: 101-109.

[14] CHAN F P. MR and CT imaging of the pediatric patient with structural heart disease. Semin Thorac Cardiovasc Surg, 2008, 20（4）: 393-399.

[15] SHINEBOURNE E A, BABU-NARAYAN S V, CARVALHO J S, et al. Tetralogy ofFallot: from fetus to adult. Heart, 2006, 92（9）: I 353-I 359.

[16] VAN DONGEN E I, GLANSDORP A G, MILDNER R J, et al. The influence of perioperative factors on outcomes in children aged less than 18 months after repair of tetralogy of Fallot. J Thorac Cardiovasc Surg, 2003, 126（3）: 703-710.

[17] LEE C H, KWAK J G, LEE C. Primary repair of symptomatic neonates with tetralogy of Fallot with or without pulmonary atresia. Korean J Pediatr, 2014, 57（1）: 19-25.

[18] KOLCZ J, PIZARRO C. Neonatal repair of tetralogy of Fallot results in improved pulmonary artery development without increased need for reintervention. Eur J Cardiothorac Surg, 2005, 28（3）: 394-399.

[19] STEINER M B, TANG X, GOSSETT J M, et al. Timing of complete repair of non-ductal-dependent tetralogy of Fallot and short-term postoperative outcomes, a multicenter analysis. J Thorac Cardiovasc Surg, 2014, 147（4）: 1299-1305.

[20] MIMIC B, BROWN K L, OSWAL N, et al. Neither age at repair nor previous palliation affects outcome in tetralogy of Fallot repair. EurJ Cardiothorac Surg, 2014, 45（1）: 92-99.

[21] SAVLA J J, FAERBER J A, HUANG Y S, et al. 2-year outcomes after complete or staged procedure for tetralogy of Fallot in neonates. J Am Coll Cardiol, 2019, 74（12）: 1570-1579.

[22] KANTER K R, KOGON B E, KIRSHBOM P M, et al. Symptomatic neonatal tetralogy of Fallot: repair or shunt? Ann Thorac Surg, 2010, 89（3）: 858-863.

[23] JEON B, KIM D H, KWON B S, et al. Surgical treatment of tetralogy of Fallot in symptomatic neonates and young infants. J Thorac Cardiovasc Surg, 2020, 159（4）: 1466-1476.

[24] BALASUBRAMANYA S, ZURAKOWSKI D, BORISUK M, et al. Right ventricular outflow tract reintervention after primary tetralogy of Fallot repair in neonates and young infants. J Thorac Cardiovasc Surg, 2018, 155（2）: 726-734.

[25] POZZI M, TRIVEDI D B, KITCHINER D, et al. Tetralogy of Fallot: what operation, at which age. Eur J Cardiothorac Surg, 2000, 17（6）: 631-636.

[26] WILDER T J, VAN ARSDELL G S, BENSON L, et al. Young infants with severe Tetralogy of Fallot: Early primary surgery versus transcatheter palliation. J Thorac Cardiovasc Surg, 2017, 154（5）: 1692-1700.

[27] BAILEY J, ELCI O U, MASCIO C E, et al. Staged versus complete repair in the symptomatic neonate with tetralogy of Fallot. Ann Thorac Surg, 2020, 109（3）: 802-808.

[28] RAMAKRISHNAN K V, DAVID Z, WILLIAM P, et al.Symptomatic Tetralogy of Fallot in young infants: primary repair or shunt: pediatric health information system database analysis. World J Pediatr Congen Heart Surg, 2018, 9（5）: 539-545.

[29] STEWART R D，BACKER C L，YOUNG L，et al. Tetralogy of Fallot：results of a pulmonary valve-sparing strategy. Ann Thorac Surg，2005，80（4）：1431-1439.

[30] BACHA E. Valve-sparing options in tetralogy of Fallot surgery.Semin Thorac Cardiovasc Surg Pediatr Card Surg Ann，2012，15（1）：24-26.

[31] BONI L. Current strategies in tetralogy of Fallot repair：pulmonary valve sparing and evolution of right ventricular/left ventricular pressures ratio. Eur J Cardiothorac Surg，2009，35（5）：885-890.

[32] VIDA V L. Evolving strategies for preserving the pulmonary valve during early repair of tetralogy of Fallot：mid-term results. J Thorac Cardiovasc Surg，2014，147（2）：687-696.

[33] HOFFERBERTH S C，EMANI S M. Valve-sparing repair in tetralogy of Fallot：Does valve biology determine long-term outcome? J Thorac Cardiovasc Surg，2018，156（2）：782-784.

[34] Bacha E. Valve-sparing or valve reconstruction option in tetralogy of Fallot surgery. Semin Thorac Cardiovasc Surg Pediatr Card Surg Ann，2017，20：79-83.

[35] HOFFERBERTH S C，NATHAN M，MARX G R，et al. Valve-sparing repair with intraoperative balloon dilation in tetralogy of Fallot：Midterm results and therapeutic implications. J Thorac Cardiovasc Surg，2018，155（3）：1163-1173.

[36] KAZA A K. Techniques to aid pulmonary valve preservation during repair of tetralogy of Fallot. J Thorac Cardiovasc Surg，2016，151（6）：1759.

[37] VIDA V L，ZUCCHETTA F，Stellin G. Pulmonary valve-sparing techniques during repair of tetralogy of Fallot：The delamination plasty. J Thorac Cardiovasc Surg，2016，151（6）：1757-1758.

[38] HOASHI T，KAGISAKI K，MENG Y，et al. Long-term outcomes after definitive repair for tetralogy of Fallot with preservation of the pulmonary valve annulus. J Thorac Cardiovasc Surg，2014，148（3）：802-809.

[39] VIDA V L，GUARIENTO A，ZUCCHETTA F，et al. Preservation of the pulmonary valve during early repair of tetralogy of Fallot：surgical techniques. Semin Thorac Cardiovasc Surg Pediatr Card Surg Ann，2016，19（1）：75-81.

[40] PADALINO M A，PRADEGAN N，AZZOLINA D，et al. The role of primary surgical repair technique on late outcomes of tetralogy of Fallot：a multicentre study. Eur J Cardiothorac Surg，2020，57（3）：565-573.

[41] CHOI K H，SUNG S C，KIM H，et al. A Novel predictive value for the transannular patch enlargement in repair of tetralogy of Fallot.Ann Thorac Surg，2016，101（2）：703-707.

[42] SHENOY C，MOLLER J H. Sixty years after tetralogy of Fallot correction.Ann Thorac Surg，2019，107（1）：e45-e47.

[43] SARRIS G E，COMAS J V，TOBOTA Z，et al. Results of reparative surgery for tetralogy of Fallot：data from the European Association for Cardiothoracic Surgery Congenital Database. Eur J Cardiothorac Surg，2012，42（5）：766-774.

[44] SASSON L，HOURI S，RAUCHER STERNFELD A，et al. Right ventricular outflow tract strategies for repair of tetralogy of Fallot：effect of monocusp valve reconstruction. Eur J Cardiothorac Surg，2013，43（4）：743-751.

[45] LINDBERG H L，SAATVEDT K，SEEM E，et al. Single-center 50 years' experience with surgical management of tetralogy of Fallot. Eur J Cardiothorac Surg，2011，40（3）：538-542.

[46] AWORI M N. Tetralogy of Fallotrepair：optimal Z-score use for transannular patch insertion. Eur J Cardiothorac Surg，2013，43（3）：483-486.

[47] LIM J Y，JANG W S，KIM Y H，et al. Tetralogy of Fallot without the infundibular septum-restricted growth of the pulmonary valve annulus after annulus preservation may render the right ventricular outflow tract

obstructive. J Thorac Cardiovasc Surg, 2011, 141（4）: 969-974.

[48] MORALES D L. Tetralogy of Fallot repair: the right ventricular infundibulum sparing（RVIS）strategy. Semin Thorac Cardiovasc Surg Pediatr Card Surg Annu, 2009, 12: 54-58.

[49] MORALES D L. Right ventricular infundibulum sparing（RVIS）tetralogy of Fallot repair. Ann Surg, 2009, 250（4）: 611-617.

[50] VOGES I. Restrictive enlargement of the pulmonary annulus at surgical repair of tetralogy of Fallot: 10-year experience with a uniform surgical strategy. Eur J Cardiothorac Surg, 2008, 34（5）: 1041-1045.

[51] BOVE T. Assessment of a right-ventricular infundibulum-sparing approach in transatrial-transpulmonary repair of tetralogy of Fallot. Eur J Cardiothorac Surg, 2012, 41（1）: 126-133.

[52] SPIEWAK M, BIERNACKA E K, MAFEK F A, et al. Right ventrivular outflow tract obstructiong as a confounding factor in the assessment of the impact of pulmonary regurgitation on the right ventricular size and function in patients repair of tetralogy of Fallot. J Magn Reson Imaging, 2011, 33（5）: 1040-1046.

[53] SIMON B V, SWARTZ M F, EGAN M, et al. Use of a dacron annular sparing versus limited transannular patch with nominal pulmonary annular expansion in infants with tetralogy of Fallot. Ann Thorac Surg, 2017, 103（1）: 186-192.

[54] LEE C, LEE C H, KWAK J G, et al. Does limited right ventriculotomy prevent right ventricular dilatation and dysfunction in patients who undergo transannular repair of tetralogy of Fallot? Matched comparison of magnetic resonance imaging parameters with conventional right ventriculotomy long-term after repair. J Thorac Cardiovasc Surg, 2014, 147（3）: 889-895.

[55] LOGOTETA J, DULLIN L, HANSEN J H, et al. Restrictive enlargement of the pulmonary annulus at repair of tetralogy of Fallot: a comparative 10-year follow-up study. Eur J Cardiothorac Surg, 2017, 52（6）: 1149-1154.

[56] PETTERSEN M D, DU W, SKEENS M E, et al. Regression equations for calculation of Z scores of cardiac structures in a large of healthyinfants. J Am Soc Echocardiogy, 2008, 21（8）: 922-934.

[57] HUA Z, LI S, WANG L, et al. A new pulmonary valve cusp plasty technique markedly decreases transannular patch rate and improves midterm outcomes of tetralogy of Fallot repair. Eur J Cardiothorac Surg, 2011, 40（5）: 1221-1226.

[58] LEE C, LEE C H, KWAK J G, et al. Bicuspid pulmonary valve implantation using polytetrafluoroethylene membrane: early results and assessment of the valve function by magnetic resonanceimaging. Eur J Cardiothorac Surg, 2013, 43（3）: 468-672.

[59] YUAN S M, SHINFELD A, RAANANI E. The Blalock-Taussig shunt. J Card Surg, 2009, 24（1）: 101-108.

[60] WILLIAM J A, BANSAL A K, KIM B J, et al. Two thousand Blalock-Taussig shunts: a six-decade experience. Ann Thorac Surg, 2007, 84（6）: 2070-2075.

[61] DIRKS V, PRÊTRE R, KNIRSCH W, et al. Modified Blalock Taussig shunt: a not-so-simple palliative procedure. Eur J Cardiothorac Surgery, 2013, 44（6）: 1096-1102.

[62] ALSOUFI B, GILLESPIE S, KOGON B, M D, et al. Results of palliation with an initial modified Blalock-Taussig shunt in neonates with single ventricle anomalies associated with restrictive pulmonaryblood flow. Ann Thorac Surg, 2015, 99（5）: 1639-1647.

[63] ODIM J, PORTZKY M, ZURAKOWSKI D, et al. Sternotomy approach for the modified Blalock-Taussig shunt. Circulation, 1995, 92（1）: Ⅱ 256- Ⅱ 261.

[64] SHAUQ A, AGARWAL V, KARUNARATNE A, etal.Surgical approaches to the Blalock shunt: does the approach matter? Heart Lung Circ, 2010, 19（2）: 460-464.

[65] PETRUCCI O, O'BRIEN S M, JACOBS M L, et al. Risk factors for mortality and morbidity after

the neonatal Blalock-Taussig shunt procedure. Ann Thorac Surg，2011，92（2）：642-651.

[66] MCKENZIE E D，KHAN M S，SAMAYOA A X，et al. The Blalock-Taussig shunt revisited：a contemporary experience. J Am Coll Surg，2013，216（4）：699-706.

[67] GEDICKE M，MORGAN G，PARRY A，et al. Risk factors for acute shunt blockage in children after modified Blalock-Taussig shunt operations. Heart Vessels，2010，25（5）：405-409.

[68] JUBAIR K A，FAGIH M R，JARALLAH A S，et al. Results of 546 Blalock- Taussig shunts performed in 478 patients. Cardiol Young，1998，8（2）：486-490.

[69] MYERS J W，GHANAYEM N S，CAO Y，et al. Outcomes of systemic to pulmonary artery shunts in patients weighing less than 3 kg：Analysis of shunt type，size，and surgical approach. J Thorac Cardiovasc Surg，2014，147（2）：672-677.

[70] MOHAMMADI S，BENHAMEID O，CAMPBELL A，et al. Could we still improve early and interim outcome after prosthetic systemic- pulmonary shunt? A risk factors analysis. Eur J Cardiothorac Surg，2008，34（3）：545-549.

[71] SEIPELT R G，VAZQUEZ JIMENEZ J F，et al. Antegrade palliation for diminutive pulmonary arteries in tetraolgy of Fallot. Eur J Cardiothorac Surg，2002，21（4）：721-724.

[72] AGNOLETTI G，BOUDJEMLINE Y，BONNET D，et al. Surgical reconstruction of occluded pulmonary arteries in patients with congenital heart disease：effects on pulmonary artery growth. Circulation，2004，21（5）：257-259.

[73] KHAIRY P，ABOULHOSN J，GURVITZ M Z，et al. Arrhythmia burden inadults with surgically repaired tetralogy of Fallot：a multi-institutional study. Circulation，2010，122（9）：868-875.

[74] STULAK J M，DEARANI J A，PUGA F J，et al. Right-sided Maze procedure for atrial tachyarrhythmias in congenital heart disease. Ann Thorac Surg，2006，81（5）：1780-1785.

[75] FRASER C D，MCKENZIE E D，COOLEY D A. Tetralogy of Fallot：surgical management individualized to the patient. Ann Thorac Surg，2001，71（5）：1556-1563.

[76] ZIPES D P，CAMM A J，BORGGREFE M，et al. ACC/AHA/ESC 2006 guidelines for management of patients with ventricular arrhythmias and the prevention of sudden cardiac death — executive summary：a report of the American College of Cardiology/American Heart Association Task Force and the European Society of Cardiology Committee for Practice Guidelines（Writing Committee to Develop Guidelines for Man- agement of Patients with Ventricular Arrhythmias and the Prevention of Sudden Cardiac Death）developed in collaboration with the European Heart Rhythm Association and the Heart Rhythm Society. Eur Heart J，2006，27（17）：2099-2140.

[77] GATZOULIS M A，BALAJI S，WEBBER S A，et al. Risk factors for arrhythmia and sudden cardiac death late after repair of tetralogy of Fallot：a multicenter study. Lancet，2000，356（S9234）：975-981.

[78] Frigiola A，Redington AN，Cullen S，et al. Pulmonary regurgitation is an important determinant of right ventricular contractile dysfunction in patients with surgically repaired tetralogy of Fallot. Circulation，2004，110（Suppl 1）：Ⅱ153- Ⅱ157.

[79] THERRIEN J，SIU S C，MCLAUGHLIN P R，etal. Puplmonary valve replacement in adults late after repair of tetralogy of Fallot：are weoperation too late? J Am Coll Cardiol，2000，36（5）：1670-1675.

[80] BABU-NARAYAN S V，DILLER G P，GHETA R R，et al. Clinical outcomes of surgical pulmonary valve replacement after repair of tetralogy of Fallot and potential prognostic value of preoperative cardiopulmonary exercise testing. Circulation，2014，129（1）：18-27.

[81] WALD R M，HABER I，WALD R，et al. Effects of regional dysfunction and late gadolinium enhancement on global right ventricular function and exercise capacity in patients with repaired tetralogy of Fallot. Circulation，2009，119（10）：1370-1377.

[82] VLIEGEN H W，VAN STRATEN A，DE ROOS A，et al. Magnetic resonance imaging to assess the hemodynamic effects of pulmonary valve replacement in adults late after repair of tetralogy of Fallot. Circulation，2002，106（13）：1703-1717.

[83] YAMASAKI Y，NAGAO M，YAMAMURA K，et al. Quantitative assessment of right ventricular function and pulmonary regurgitation in surgically repaired tetralogy of Fallot using 256- slice CT：comparison with 3-Tesla MRI. Eur Radiol，2014，24（12）：3289-3299.

[84] BAUMGARTNER H，BONHOEFFER P，GROOT N M S D，et al. ESC Guidelines for the management of grown-up congenital heart disease（new version 2010）. Eur Heart J，2010，31（23）：2915-2957.

[85] VAN DER HULST A E，HYLKEMA M G，VLIEGEN H W，et al. Mild residual pulmonary stenosis in tetralogy of fallot reduces risk of pulmonary valve replacement. Ann Thorac Surg，2012，94（6）：2077-2082.

[86] D'UDEKEM Y，GALATI J C，KONSTANTINOV I E，et al. Intersurgeon variability in long-term outcomes after transatrial repair of tetralogy of Fallot：25 years' experience with 675 patients. J ThoracCardiovasc Surg，2014，147（3）：880-886.

[87] PARK C S，LEE J R，LIM H G，et al. The long-term result of total repair for trtralogy of Fallot. Eur J Cardiothorac Surg，2010，38（3）：311-317.

[88] 温树生，庄建，陈欣欣，等 . 一岁以内法乐四联症外科根治手术 . 中华小儿外科杂志，2007，28（8）：403-407.

[89] 陈会文，徐志伟，刘锦纷，等 . 不同手术径路纠治法洛四联症的围手术期效果比较 . 中国胸心血管外科临床杂志，2009，16（2）：94-97.

[90] 姜睿，闫军，李守军，等 . 法洛四联症根治术 178 例临床分析 . 临床心血管病杂志，2011，27（9）：702-704.

[91] 陈明宝，莫绪明，戚玉东，等 . 8 公斤以下婴儿法洛四联症根治围手术期治疗及并发症分析 . 中国心血管病研究，2016，14（2）：164-166.

[92] 方敏华，王辉山，汪曾炜，等 . 一期和分期手术矫治小儿法洛四联症的效果 . 中华胸心血管外科杂志，2017，33（5）：267-270.

[93] 腾云，岑坚正，庄建，等 . 227 例成人法洛四联症的外科治疗 . 中华胸心血管外科杂志，2016，32（8）：449-452.

[94] JAMIE L R，ROMEO M D，JONATHAN R G，et al. Outcome after surgicalrepair of tetralogy of Fallot：A systematic review and meta-analysis.J Thorac Cardiovasc Surg，2020，159（1）：220-236.

【授权文章】王辉山，李守军代表国家心血管病专家委员会先天性心脏病专业委员会 . 先天性心脏病外科治疗中国专家共识（十）：法洛四联症 . 中国胸心血管外科临床杂志，2020，27（11）：1247－1254. doi：10.7507/1007－4848.202007065

先天性心脏病外科治疗中国专家共识（十一）：主动脉缩窄与主动脉弓中断

【关键词】 主动脉缩窄；主动脉弓中断；外科治疗；专家共识

先天性主动脉弓部梗阻畸形主要包括主动脉缩窄（coarctation of the aorta，CoA）和主动脉弓中断（interrupted aortic arch，IAA）两大类。CoA 是一种胸降主动脉的局限性狭窄，通常位于左锁骨下动脉远端，邻近动脉导管连接部位[1-2]，是较为常见的先天性心脏病，占所有先天性心脏病的 4%～8%。CoA 可以是一种单纯性的病变，也可以合并其他心脏畸形，如室间隔缺损、主动脉瓣二叶畸形、主动脉瓣下狭窄、二尖瓣畸形等。IAA 则是指升主动脉与降主动脉之间管腔与解剖的连续性中断，相对较为少见，占所有先天性心脏病的 1.5% 左右。超过 95% 的 IAA 合并大型室间隔缺损，多为对位不良型；超过 25% 的患儿存在 22 号染色体 q11 节段微缺失（DiGeorge 综合征）。CoA 或 IAA 可合并其他复杂心脏畸形，包括主肺动脉间隔缺损、永存动脉干、完全性大动脉转位、右心室双出口、左心发育不良综合征、单心室等[2]。

CoA 及 IAA 自然预后较差。对于单纯性 CoA，未经治疗者 50% 于出生后 10 年内死亡，90% 于 50 岁前死亡。死亡原因包括充血性心力衰竭（26%）、主动脉破裂（21%）、细菌性心内膜炎（18%）和颅内出血（12%）等[3]。IAA 患儿在出生后 2 周内致死率极高，约 75% 的患儿于出生后 1 个月内死亡，90% 的患儿于 1 岁内死亡[4]。

随着手术技术、体外循环、围手术期监护水平的提高，CoA 和 IAA 的手术死亡率已显著降低[5]。然而，术后主动脉弓再梗阻、左心室流出道梗阻和远期高血压仍是目前亟待解决的问题。本文将根据文献提供的循证资料和专家意见，结合国内情况，制定 CoA 及 IAA 的外科治疗共识。

1 方法与证据

共识采用的推荐级别：Ⅰ类，已证实和（或）一致公认有效，专家组有统一认识；Ⅱa类，有关证据/观点倾向于有用或有效，应用这些操作或治疗是合理的，专家组有小争议；Ⅱb类，有关证据/观点尚不能充分证明有用或有效，但可以考虑使用，专家组有一定争议；Ⅲ类，已证实和（或）公认无用或无效，不推荐使用。

通讯作者：张海波（Email：zhanghaibosh@126.com）、李守军（Email：drlishoujunfw@163.com）代表国家心血管病专家委员会先天性心脏病专业委员会
主笔专家：上海交通大学医学院附属上海儿童医学中心 张海波、张文
审稿专家：阜外华中心血管病医院 彭帮田
         首都儿科研究所附属儿童医院 张辉

共识采用的证据水平：A. 数据来源于多中心随机对照试验或 Meta 分析或大型注册数据库；B. 数据来源于单个随机对照试验或非随机研究；C. 数据仅来源于专家共识或病例报告。

2 解剖分型

2.1 CoA 分型

根据是否合并其他心内畸形，国际先天性心脏病手术命名与数据库项目将 CoA 分为以下 3 类[1]：孤立性 CoA；CoA 合并室间隔缺损；CoA 合并其他心内畸形。

根据缩窄的范围和程度，可将 CoA 分为单纯性 CoA 与主动脉弓发育不良两类，后者多指主动脉横弓或峡部存在一定程度的狭窄。主动脉弓发育不良的诊断标准有如下几种判定方法：①主动脉近弓、远弓和峡部直径分别小于升主动脉直径的 60%、50% 和 40%[6]；②新生儿或小婴儿的横弓直径（mm）<体重数（kg）+1[7]；③横弓直径小于膈肌水平降主动脉直径的 50%[8]；④近弓直径的 Z 值 < −2[9]。

2.2 IAA 分型

根据 IAA 的部位，可分为 A、B、C 3 型[1]，其中 A 型中断发生在峡部，位于左锁骨下动脉远端；B 型中断发生在左颈总动脉和左锁骨下动脉之间；C 型中断发生在无名动脉和左颈总动脉之间。国外文献报道中以 B 型最为常见，约占 55%；A 型其次，约占 40%；C 型则极为罕见。而国内 A 型患儿约占 2/3 以上，显著多于 B 型[10-11]。

3 临床表现

3.1 CoA 临床表现

CoA 患儿的临床表现与发病年龄相关，可分为婴儿型与成人型。婴儿型 CoA 大多表现为充血性心力衰竭症状，如气急、多汗、喂养困难。心脏听诊可闻及奔马律及收缩期杂音，股动脉搏动减弱或消失。有些患儿下肢皮肤较上肢略呈暗紫。成人型 CoA 往往无明显自觉症状，体检时发现体动脉高血压，上肢血压高于下肢，股动脉搏动减弱或消失。

3.2 IAA 临床表现

IAA 的患儿出生后几天内通常无明显表现，随着动脉导管的关闭，缺血症状将会突然出现，主要表现为出生后早期发生的充血性心力衰竭、肾功能衰竭、代谢性酸中毒、差异性青紫及严重的肺动脉高压等。偶尔动脉导管在新生儿期间没有关闭，肺动脉压力逐渐增高，患儿表现为心力衰竭和生长发育迟缓。

4 诊断学检查

4.1 超声心动图

心脏超声是 CoA 的常规检查（ⅠB），能够探及主动脉弓部的形态，通过彩色多普勒超声测得的流速推算出压差，判断狭窄的严重程度，同时能对心功能进行评估，并有助于发现是否合并其他心内畸形。但是经胸心脏超声对狭窄程度的评估受成像质量与角度影响，尤其对于年长患儿难以准确评估狭窄的严重程度。此外，由于在宫内时动脉导管保持开放，血流通过主动脉峡部有限，产前诊断 CoA 极具挑战性。

心脏超声能对 IAA 做出准确的判断（ⅠB），可以提供弓中断的部位、弓不连续的长度、左心室流出道的大小、主动脉瓣发育情况、升主动脉直径及是否合并其他心血管畸形等详细信息。

4.2 心脏增强 CT 和 MRI

心脏增强 CT 能够清晰地显示 CoA 的直径、主动脉弓发育的情况、侧支循环的建立情况等，通过三维重建技术可以更为直观地显示主动脉弓部的解剖结构，能对手术进行有效的指导，气道重建还能显示气管发育的情况，应常规进行检查。心脏 MRI 由于不具有辐射，适合于术前及术后长期随访研究。IAA 患儿如果全身情况允许，建议进行心脏增强 CT 或 MRI 检查，直观了解解剖情况（ⅡaB）。

4.3 心导管

心导管检查及心血管造影是评估 CoA 的传统"金标准"，但如今已很少依靠其进行单纯诊断与评估。在合并其他复杂心内畸形、考虑同期进行支架植入或球囊扩张时，可行心导管造影检查。

国内部分 IAA 患儿就诊时间晚，合并不同程度肺动脉高压。心导管检查能够准确评估这部分患儿的肺动脉压力与肺血管阻力，判断手术指征，指导手术治疗（ⅠaB）。

5 手术时机

5.1 急诊手术

CoA 及 IAA 新生儿及小婴儿，随着动脉导管关闭，极易出现急性心功能衰竭和休克，应在内科治疗稳定全身情况的同时及时手术。一旦动脉导管有闭合趋势、少尿、乳酸进行性升高，需急诊手术治疗（ⅠB）。

5.2 限期手术

CoA 及 IAA 小婴儿，如果存在呼吸费力、喂养困难、生长发育落后等慢性心功能不全症状，应在药物治疗调整心功能后限期手术治疗（ⅠB）。

5.3 择期手术

成人型 CoA 患儿，虽无明显症状，但缩窄两端压力阶差 > 20 mmHg，或虽压差 ≤ 20 mmHg，但影像学显示明确解剖狭窄证据且有丰富侧支或已存在收缩期高血压（大于同年龄与身高人群血压的第 95 百分位），就有进行手术干预的指征，可择期手术治疗。一般认为治疗时间越晚，出现高血压、动脉瘤及死亡的风险也就越高，尽早手术是目前治疗的共识[12]（ⅠB）。

6 手术方法

6.1 手术入路

绝大部分单纯性 CoA 可通过左侧胸廓切口进行手术，经第 3 或第 4 肋间的胸廓后外切口入路，无须体外循环（ⅠB）。

单纯性 CoA 合并弓发育不良的患儿手术入路目前存在争议。当弓发育不良局限于远弓或峡部时，可采取胸廓切口入路方式（ⅠB）。当近弓存在显著发育不良时，采取正中开胸、体外循环下纠治弓发育不良，有助于减少再手术的发生[13]（ⅡaB），但需考虑正中开胸时体外循环对神经系统发育可能造成的影响。

CoA、IAA 合并心内畸形需一期纠治时，可通过正中开胸入路、借助体外循环下进行[14-15]（ⅡaB）。

6.2 体外循环方式

对于正中开胸进行 CoA 纠治的患儿，可在升主动脉远端及上、下腔静脉插管建立体外循环，并行循环下充分游离主动脉弓部，暴露主动脉弓 3 分支并分别圈套。早期多采取深低温停体循环的方法进行主动脉弓部手术，目前逐步被选择性区域灌注技术替代。术中监测脑氧饱和度，有助于保证脑灌注的质量。

对于 IAA 的纠治，一般可采取升主动脉和肺总动脉分别插管的方法灌注上下半身，联合灌注降温。应注意在转流开始后，尽快阻断左、右肺动脉，防止血液过多灌注肺循环导致灌注肺。阻断降主动脉时，必须降低流量，防止脑部过高的灌注流量和灌注压力，造成术后脑部并发症。

6.3 主动脉弓外科重建方式

弓重建的外科手术方式与患儿的年龄、缩窄部位相关，需根据患儿病情综合判断选取[8]。原则是充分游离主动脉、弓部分支和降主动脉，尽可能切除所有导管组织，将缩窄近、远端主动脉进行无张力吻合（ⅠB）。

扩大的端端吻合术适用于主动脉峡部狭窄或远弓狭窄段较短的患儿，能够利用患儿自体组织进行修复，从结构上完全修复主动脉弓发育不良的远端结构异常。

扩大的端侧吻合适用于主动脉近弓狭窄或全弓狭窄，能够利用患儿自体组织进行修复，保证弓进一步发育。但由于吻合口两端距离较远，吻合后张力较大。主动脉弓位置较低导致的弓弦效应，易引起术后左支气管受压。由于缩短了弓横部的长度，增加了弓部的高宽比，"哥特式"形态可能会增加远期高血压的发生率。

扩大端端或扩大端侧吻合时，若预计吻合口张力较大，可使用心包补片或自体肺动脉组织加宽吻合口前壁，进行补片缝合时多采用 6-0 或 7-0 聚丙烯缝线（如普理灵 Everpoint 缝线），能在减轻吻合口张力的同时，将主动脉弓横部充分扩大，接近主动脉弓正常的几何构型，尤其适合于主动脉弓横部近端发育不良及术前存在左支气管受压狭窄者。

对于大龄患儿，由于动脉壁增厚、钙化，偶可合并动脉瘤，并且游离困难，侧支血管较为脆弱，可以行人工管道植入术或左锁骨下动脉 – 降主动脉搭桥术。

6.4 合并室间隔缺损的处理

如果室间隔缺损较小，对血流动力学影响不显著，有自然愈合的倾向，或存在体外循环的反指征，可考虑采取侧开胸入路的方法[16]，手术局限于主动脉弓重建（ⅡaB）。伴有中到大型室间隔缺损，通过胸骨正中切口一期手术已成为主流（ⅠB）。

6.5 合并左心室流出道梗阻的处理

引起左心室流出道梗阻的原因包括圆锥隔后移，主动脉瓣环直径小、呈二叶瓣或瓣发育不良等，即存在主动脉瓣下或瓣水平的梗阻[17-19]。对于新生儿和小婴儿，如果患儿主动脉瓣环直径（mm）>体重（kg）+1.5，适用于一期主动脉弓重建，术后早期发生左心室流出道梗阻的概率较低。如果患儿主动脉瓣环直径（mm）<体重（kg），一期主动脉弓重建术后左心室流出道梗阻的发生率很高，此时可考虑采取左心室流出道"改道"手术；介于两者之间的患儿则是处在"灰色区域"，需要根据个体情况仔细评估[20]。后两种情况不在本共识的讨论之列。

7 术后并发症及相应围手术期处理

7.1 早期并发症

7.1.1 吻合口出血 吻合口出血是术中和术后常见的并发症，与吻合口张力过大或术前状况差导致组织脆弱、凝血功能差相关。控制出血的关键在于良好的吻合技术，尽可能无张力吻合，采用较细 Prolene 缝线，并且针对出血点进行有效缝合止血和压迫止血。新鲜血浆、血小板、冷沉淀、凝血因子等是重要的辅助止血手段。术后监测胸腔引流管内出血量，如果胸腔引流管内出血量突然增多，需密切观察，必要时尽快剖胸探查止血。

7.1.2 术后早期高血压 术后早期高血压一般出现在术后即刻与术后 48～72 小时两个时间段中。前者是由于解除主动脉梗阻后，颈静脉和主动脉弓压力感受器张力降低引起，大多数会在术后 24 小时内消退。后者通常合并肾素和血管紧张素水平的升高，可能是由前者的刺激所引起。可静脉使用降压药逐步控制血压。

7.1.3 低心排血量综合征 新生儿及小婴儿术后可发生急性低心排血量，可能与术前左心功能不全、术中阻断时间较长相关，应用正性肌力药物，联合降低后负荷药物，有助于改善左心室室壁应力。必要时可借助机械循环辅助如体外膜肺氧合（ECMO）进行支持。

7.1.4 主动脉弓附近结构损伤 与术中分离操作相关。在松解动脉韧带时，应该显露并看到左喉返神经。主动脉弓部再手术时，喉返神经区域有致密瘢痕形成。术后因喉返神经损伤引起声带麻痹的发生率各异，文献[21]报道为 9%～59%。其次，在游离主动脉弓峡部时易损伤胸导管，造成术后乳糜胸，发生率 3%～5%[22]。

7.1.5 左支气管狭窄 术后左支气管狭窄是因新建的主动脉弓对气管支气管压迫所致，发生率为 0.7%～5%[23-24]，与术中主动脉游离不足相关，造成气体被陷闭在左肺内，并在胸部 X 线片上看到左肺过度充气膨胀，影响气管插管和呼吸机撤离时间。可通过纤维支气管镜或胸部 CT 气道重建来确定诊断。重度者需行主动脉悬吊术解除支气管受压的情况[25]。

7.1.6 脊髓缺血性损害 表现为下肢不同程度瘫痪、截瘫等，发生率约 0.5%[2, 26]，是 CoA 术后最严重的并发症，可能与侧支循环形成少及内在的前脊髓动脉解剖相关。术中保护脊髓的方法以预防为主，尽量缩短主动脉阻断的时间，术中肾氧饱和度监测有助于评估阻断远端组织的灌注情况。

7.2 远期并发症

7.2.1 主动脉弓部再梗阻 术后弓部再梗阻发生率 5%～16%[27-30]。危险因素包括手术时的年龄、体重（ⅠA）、主动脉弓形态、手术入路及主动脉弓吻合方式等[29, 31-33]（ⅡaB）。合并心内畸形者术后再梗阻率更高[34]。处理的时机尚无定论，若出现高血压，或超声心动图表现出左心室肥厚或扩张的征象时可择期再次干预[35]（ⅡaB）。再梗阻的处理方法也有多种，依据梗阻段形态特点而定。如果梗阻部位局限，无长节段的弓发育不良，可首选经皮球囊导管扩张处理[36]（ⅠA）。对于在第一次手术前就伴有主动脉弓发育不良的患儿，再梗阻的原因多是术后近弓未得到明显生长[37]，这部分患儿再梗阻的处理应更积极，采取外科手术的方法，正中进胸，在体外循环下解除残余梗阻[38-39]，手术方法包括缩窄段补片扩大术等[35, 38]（ⅡaB）。

7.2.2 左心室流出道梗阻 IAA 术后 20%～40% 的患儿因左心室流出道梗阻而进行多次再手术，大部分发生在术后 6～12 个月[15]。B 型 IAA、合并迷走右锁骨下动脉的患儿术后左心室流出道梗阻的发生率较高[15, 40]。处理方法视具体解剖情况而定（ⅡaB）。切除主动脉瓣下肥厚肌肉或主动脉瓣交界切开操作较为简单，但术后左心室流出道再梗阻发生率高[40]。若左心室流出道狭窄的解剖情况较为复杂，可考虑行 Yasui 或

Ross/Konno 术进行纠治。

7.2.3 远期高血压 远期高血压是影响患儿远期生存率的重要因素，发病率达 25%～68%[41]，中位发病率为 32.5%。国内中心[34] 报道的发生率为 21%。高血压尤其多见于单纯性 CoA 的病例中[42-43]。既往认为，残余梗阻是引起高血压的重要危险因素。术后主动脉弓的形态也可能与高血压的发生相关，"哥特式"主动脉弓术后高血压发生率较高，远期左心室功能较差[44]。但是部分发生高血压的患儿中，也并无弓部的压差或解剖上的残余梗阻[45-47]。主动脉弓重建术后的高血压目前被认为是一种系统性的动脉血管病变[46]（ⅡaB）。

8 手术效果

CoA 的手术风险目前已很低。美国 STS-CHS 数据库[22] 中 2006—2010 年的手术数据表明，CoA 总体术后早期死亡率为 2.4%，其中单纯性 CoA 早期死亡率为 1%，合并室间隔缺损者为 2.5%，合并其他畸形者为 4.8%。国内文献[48] 报道的早期死亡率与此相近。术后 10 年、20 年、30 年的生存率分别为 93.3%、86.4% 和 73.5%，与正常人群相比生存率略有偏低[12]，其中接受手术时年龄偏大和术前即存在高血压是其危险因素。

IAA 合并室间隔缺损术后的早期死亡率现已显著下降，近 10 年的文献[49] 报道大多在 10% 以下，国内中心的报道[10-11, 50]与此接近。体重低、起病急、B 型 IAA、合并其他心内畸形是死亡的危险因素[15]。远期死亡率偏高，术后 21 年的整体生存率为 60%[51]，这是由于术后远期需要多次再手术纠治主动脉弓及左心室流出道再梗阻所致。

9 术后随访要点

CoA 及 IAA 患儿术后均应长期、密切随访。每年随访内容除心脏超声评估主动脉弓部及左心室流出道情况外，尚需复查静息血压、上下肢血压差、24 小时血压监测等。5 岁以上患儿仅行心脏超声无法明确主动脉弓部情况的，可每 3～5 年行心脏 MRI 或 CT 检查和必要的心导管造影（ⅠC）。

参考文献

[1] BACKER C L，MAVROUDIS C. Congenital Heart Surgery Nomenclature and Database Project：patent ductus arteriosus，coarctation of the aorta，interrupted aortic arch. Ann Thorac Surg，2000，69（4 Suppl）：S298-307.

[2] KOUCHOUKOS N T，Blackstone E H，Hanley F L，et al. Kirklin/Barrat-Boyes Cardiac Surgery，3rdedition. Netherlands：Saunders，2003.

[3] CAMPBELL M. Natural history of coarctation of the aorta. Br Heart J，1970，32（5）：633-640.

[4] COLLINS-NAKAI R L，DICK M，Parisi-Buckley L，et al. Interrupted aortic arch in infancy. J Pediatr，1976，88（6）：959-962.

[5] ST LOUIS J D，HARVEY B A，MENK J S，et al. Mortality and operative management for patients undergoing repair of coarctation of the aorta：A retrospective review of the pediatric cardiac care consortium. World J Pediatr Congenit Heart Surg，2015，6（3）：431-437.

[6] LACOUR-GAYET F，BRUNIAUX J，SERRAF A，et al. Hypoplastic transverse arch and coarctation in neonates. Surgical reconstruction of the aortic arch：a study of sixty-six patients. J Thorac Cardiovasc Surg，

1990，100（6）：808-816.

[7] ELGAMAL M A，MCKENZIE E D，FRASER C D. Aortic arch advancement：the optimal one-stage approach for surgical management of neonatal coarctation with arch hypoplasia. Ann Thorac Surg，2002，73（4）：1267-1272.

[8] 莫绪明. 主动脉弓发育不良诊治焦点解析. 中华小儿外科杂志，2018，39（8）：561-563.

[9] KAUSHAL S，BACKER C L，PATEL J N，et al. Coarctation of the aorta：midterm outcomes of resection with extended end-to-end anastomosis. Ann Thorac Surg，2009，88（6）：1932-1938.

[10] SHI G，CHEN H，JINGHAO Z，et al. Primary complete repair of interrupted aortic arch with associated lesions in infants. J Card Surg，2014，29（5）：686-691.

[11] 崔虎军，陈寄梅，庄建，等. 主动脉弓中断的外科治疗及早中期结果. 中华外科杂志，2018，56（12）：916-921.

[12] BROWN M L，BURKHART H M，CONNOLLY H M，et al. Coarctation of the aorta：lifelong surveillance is mandatory following surgical repair. JAm Coll Cardiol，2013，62（11）：1020-1025.

[13] CALLAHAN C P，SAUDEK D，CREIGHTON S，et al. Proximal arch in left thoracotomy repair of neonatal and infant coarctation-how small is too small? World J Pediatr Congenit Heart Surg，2019，10（4）：469-474.

[14] JEGATHEESWARAN A，MCCRINDLE B W，BLACKSTONE E H，et al. Persistent risk of subsequent procedures and mortality in patients after interrupted aortic arch repair：a Congenital Heart Surgeons' Society study. J Thorac Cardiovasc Surg，2010，140（5）：1059-1075.

[15] MC CRINDLE B W，TCHERVENKOV C I，KONSTANTINOV I E，et al. Risk factors associated with mortality and interventions in 472 neonates with interrupted aortic arch：a Congenital Heart Surgeons Society study. J Thorac Cardiovasc Surg，2005，129（2）：343-350.

[16] WALTERS H L，IONAN C E，THOMAS R L，et al. Single-stage versus 2- stage repair of coarctation of the aorta with ventricular septaldefect. J Thorac Cardiovasc Surg，2008，135（4）：754-761.

[17] OOSTERHOF T，AZAKIE A，FREEDOM R M，et al. Associated factors and trends in outcomes of interrupted aortic arch. Ann Thorac Surg，2004，78（5）：1696-1702.

[18] FULTON J O，MAS C，BRIZARD C P，et al. Does left ventricular outflow tract obstruction influence outcome of interrupted aortic archrepair? Ann Thorac Surg，1999，67（1）：177-181.

[19] BROWN J W，RUZMETOV M，OKADA Y，et al. Outcomes in patients with interrupted aortic arch and associated anomalies：a 20-year experience. Eur J Cardiothorac Surg，2006，29（5）：666-673.

[20] RIGGS K W，TWEDDELL J S. How small is too small? Decision-making and management of the small aortic root in the setting of interrupted aortic arch. Semin Thorac Cardiovasc Surg Pediatr Card Surg Annu，2019，22：21-26.

[21] LEE M G Y，MILLAR J，ROSE E，et al. Laryngeal ultrasound detects a high incidence of vocal cord paresis after aortic arch repair in neonates and young children. J Thorac Cardiovasc Surg，2018，155（6）：2579-2587.

[22] UNGERLEIDER R M，PASQUALI S K，WELKE K F，et al. Contemporary patterns of surgery and outcomes for aortic coarctation：an analysis of the Society of Thoracic Surgeons Congenital Heart SurgeryDatabase. J Thorac Cardiovasc Surg，2013，145（1）：150-157.

[23] MERY C M，GUZMÁN-PRUNEDA F A，CARBERRY K E，et al. Aortic arch advancement for aortic coarctation and hypoplastic aortic arch inneonates and infants. Ann Thorac Surg，2014，98（2）：625-633.

[24] LEE M G，BRINK J，GALATI J C，et al. End-to-side repair for aortic arch lesions off ersex cellent chancest or each adulthood without reoperation. Ann Thorac Surg，2014，98（4）：1405-1411.

[25] 莫绪明，孙剑，彭卫，等．婴幼儿主动脉弓中断合并心内畸形胸骨正中切口一期手术治疗．中华胸心血管外科杂志，2012，28（12）：708-711.

[26] TULZER A，MAIR R，KREUZER M，et al. Outcome of aortic arch reconstruction in infants with coarctation：Importance of operative approach. J Thorac Cardiovasc Surg，2016，152（6）：1506-1513.

[27] BROWN J W，RUZMETOV M，HOYER M H，et al. Recurrent coarctation：is surgical repair of recurrent coarctation of the aorta safe and effective? Ann Thorac Surg，2009，88（6）：1923-1930.

[28] SAKURAI T，STICKLEY J，STÜMPER O，et al. Repair of isolated aortic coarctation over two decades：impact of surgical approach and associated arch hypoplasia. Interact Cardiovasc Thorac Surg，2012，15（5）：865-870.

[29] DIAS M Q，BARROS A，LEITE-MOREIRA A，et al. Risk factors for recoarctation and mortality in infants submitted to aortic coarctation repair：A systematic review. Pediatr Cardiol，2020，41（3）：561-575.

[30] DODGE-KHATAMI A，BACKER C L，MAVROUDIS C. Risk factors for recoarctation and results of reoperation：a 40-year review. J Card Surg，2000，15（6）：369-377.

[31] KNOTT-CRAIG C J，ELKINS R C，WARD K E，et al. Neonatal coarctation repair. Influence of technique on late results. Circulation，1993，88（5 Pt 2）：Ⅱ198-Ⅱ204.

[32] MC ELHINNEY D B，YANG S G，HOGARTY A N，etal.Recurrentarch obstruction after repair of isolated coarctation of the aorta in neonates and young infants：is low weight a risk factor? J Thorac Cardiovasc Surg，2001，122（5）：883-890.

[33] WU J L，LEUNG M P，KARLBERG J，et al. Surgical repair of coarctation of the aorta in neonates：factors affecting early mortality and re-coarctation. Cardiovasc Surg，1995，3（6）：573-578.

[34] TONG F，LI Z Q，LI L，et al. The follow-up surgical results of coarctation of the aorta procedures in a cohort of Chinese childrenfrom a single institution. Heart Lung Circ，2014，23（4）：339-346.

[35] BROWN M L，BURKHART H M，CONNOLLY H M，et al. Late outcomes of reintervention on the descending aorta after repair of aortic coarctation. Circulation，2010，122（11 Suppl）：S81-S84.

[36] FELTES T F，BACHA E，BEEKMAN R H，et al. Indications forcardiac catheterization and intervention in pediatric cardiac disease：a scientific statement from the American Heart Association. Circulation，2011，123（22）：2607-2652.

[37] LIU J Y，KOWALSKI R，JONES B，et al. Moderately hypoplastic arches：do they reliably grow into adulthood after conventional coarctation repair? Interact Cardiovasc Thorac Surg，2010，10（4）：582-586.

[38] WONG J S Y，LEE M G Y，BRINK J，et al. Are more extensive procedures warranted at the time of aortic arch reoperation? Eur J Cardiothorac Surg，2017，52（6）：1132-1138.

[39] MERY C M，KHAN M S，GUZMÁN-PRUNEDA F A，et al. Contemporary results of surgical repair of recurrent aortic arch obstruction. Ann Thorac Surg，2014，98（1）：133-140.

[40] ALSOUFI B，SCHLOSSER B，MC CRACKEN C，et al. Selective management strategy of interrupted aortic arch mitigates left ventricular outflow tract obstruction risk. J Thorac Cardiovasc Surg，2016，151（2）：412-420.

[41] CANNIFFE C，OU P，WALSH K，et al. Hypertension after repair of aortic coarctation--a systematic review. Int J Cardiol，2013，167（6）：2456-2461.

[42] LEE M G Y，ALLEN S L，KOLEFF J，et al.Impact of arch reobstruction and early hypertension on late hypertension after coarctation repair. Eur J Cardiothorac Surg，2018，53（3）：531-537.

[43] GIORDANO U，CHINALI M，FRANCESCHINI A，et al. Impact of complex congenital heart disease on the prevalence of arterial hypertension after aortic coarctation repair. Eur J Cardiothorac Surg，2019，55（3）：559-563.

[44] BRUSE J L，KHUSHNOOD A，MCLEOD K，et al. How successful is successful? Aortic arch shape

after successful aortic coarctation repair correlates with left ventricular function. J Thorac Cardiovasc Surg，2017，153（2）：418-427.

[45] HAGER A，KANZ S，KAEMMERER H，et al. Coarctation Long-term Assessment（COALA）：significance of arterial hypertension in a cohort of 404 patients up to 27 years after surgical repair of isolated coarctation of the aorta，even in the absence of restenosis and prosthetic material. J Thorac Cardiovasc Surg，2007，134（3）：738-745.

[46] LEE M G，ALLEN S L，KAWASAKI R，et al. High prevalence of hypertension and end-organ damage late after coarctation repair innormal arches. Ann Thorac Surg，2015，100（2）：647-653.

[47] RAMACHANDRAN P，KHOURY P R，BEEKMAN R H，et al.Preoperative aortic arch size and late outcome after coarctation repair by lateral thoracotomy. Ann Thorac Surg，2018，106（2）：575-580.

[48] MA Z L，YAN J，LI S J，et al. Coarctation of the aorta with aortic arch hypoplasia：Midterm outcomes of aortic arch reconstruction with autologous pulmonary artery patch. Chin Med J（Engl），2017，130（23）：2802-2807.

[49] HUSSEIN A，IYENGAR A J，JONES B，et al. Twenty-three years of single- stage end-to-side anastomosis repair of interrupted aortic arches. JThorac Cardiovasc Surg，2010，139（4）：942-947.

[50] LI Z，LI B，FAN X，et al. Surgical treatment of interrupted aortic arch associated with ventricular septal defect and patent ductus arteriosus in patients over one year of age. Chin Med J（Engl），2014，127（9）：1684-1690.

[51] RAJBANSHI B G，JOSHI D，PRADHAN S，et al. Primary surgical repair of coarctation of the aorta in adolescents and adults：intermediate results and consequences of hypertension. Eur J Cardiothorac Surg，2019，55（2）：323-330.

【授权文章】张海波，李守军代表国家心血管病专家委员会先天性心脏病专业委员会．先天性心脏病外科治疗中国专家共识（十一）：主动脉缩窄与主动脉弓中断．中国胸心血管外科临床杂志，2020，27（11）：1255-1261. doi：10.7507/1007-4848.202008010

先天性心脏病外科治疗中国专家共识（十二）：先天性冠状动脉异常

【关键词】 先天性心脏病；先天性冠状动脉异常；外科治疗；专家共识

先天性冠状动脉异常是多种不同冠状动脉先天畸形的统称，广义上的先天性冠状动脉异常可以包括冠状动脉的起源、走行、形态、终点等的异常（表 12-1），在人群中并不少见，约占 1%～5%[1, 2]。

本共识仅讨论具有重大临床意义的几类畸形，包括冠状动脉异常主动脉起源（anomalous aortic origin of acoronary artery，AAOCA）、冠状动脉异常起源于肺动脉（anomalous origin of the coronary artery from the pulmonary artery，ACAPA）、冠状动脉瘘等。这些畸形可以孤立存在，也常见于其他的先天性心脏病中，如室间隔完整的肺动脉闭锁 / 重度狭窄、完全性大动脉转位、左心发育不良综合征、法洛四联症等。本共识仅讨论以单纯冠状动脉异常为主的畸形，此外，小儿先天性心脏病术后的冠状动脉并发症也是小儿心脏外科经常面对的问题，故在此处一并讨论。

1 证据与方法

共识采用的推荐级别：Ⅰ类，已证实和（或）一致公认有效，专家组有统一认识；Ⅱa 类，有关证据 / 观点倾向于有用或有效，应用这些操作或治疗是合理的，专家组有小争议；Ⅱb 类，有关证据 / 观点尚不能被充分证明有用或有效，但可以考虑使用，专家组有一定争议；Ⅲ类，已证实和（或）公认无用或无效，不推荐使用。

共识采用的证据水平：A. 数据来源于多中心随机对照试验或 Meta 分析或大型注册数据库；B. 冠状动脉起源和走行异常数据来源于单个随机对照试验或非随机研究；C. 数据仅来源于专家共识或病例报告。

2 冠状动脉异常主动脉起源

2.1 定义和分型

AAOCA 较为罕见，在冠状动脉造影中的检出率约 0.44%，尸检中约 0.17%，该畸形是运动员和军人猝死的首要病因之一。AAOCA 按照异常冠状动脉的起源位置，可以分为左冠状动脉异常起源于右冠窦（anomalous left coronary artery，ALCA）、右冠状动脉异常起源于左冠窦（anomalous right coronary artery，ARCA）。ALCA 与 ARCA 的发病率之比约为 1∶6。单支冠状

通讯作者：安琪（Email：anqi8890@163.com）、李守军（Email：drlishoujunfw@163.com）代表国家心血管病专家委员会先天性心脏病专业委员会
主笔专家：四川大学华西医院 李晓、罗书画、凌云飞、安琪
审稿专家：北京大学国际医院 李巅远

动脉异常起源于"无冠窦"极其罕见，仅有少量个案报道，在此不专门讨论。

表 12-1　先天性冠状动脉异常分类

分类	亚分类	起源和走行部位
冠状动脉起源和走行异常	冠状动脉开口异常	高开口
		交界开口
	冠状动脉异常主动脉起源	大动脉间
		肺动脉下（圆锥内或室间隔内）
		肺动脉前
		主动脉后
		心脏后
	冠状动脉异常起源于肺动脉	左冠状动脉异常起源于肺动脉
		右冠状动脉异常起源于肺动脉
		回旋支异常起源于肺动脉
		左、右冠状动脉异常起源于肺动脉
	单支冠状动脉畸形	
	多发冠状动脉开口	
	冠状动脉起源于无冠窦	
	多发冠状动脉	
固有的冠状动脉解剖异常	先天性冠状动脉闭锁	
	先天性冠状动脉开口狭窄	
	冠状动脉扩张/冠状动脉瘤	
	冠状动脉心肌桥	
冠状动脉连通异常	先天性冠状动脉瘘	
	冠状动脉终止于心脏以外的组织、脏器	

AAOCA 可分为 5 种走行路径：大动脉间型、肺动脉下型（圆锥内或室间隔内）、肺动脉前型、主动脉后型、心脏后型[3]。

AAOCA 造成冠状动脉血流障碍的原因：冠状动脉起始段与主动脉壁呈切线或锐角，开口狭长；剧烈运动后扩张的主动脉和肺动脉挤压近段冠状动脉，以及主动脉壁牵张，造成管腔开口进一步变窄（裂隙样开口），导致心肌缺血；部分冠状动脉起始段于壁内走行，管腔出现变形狭窄。其中，大动脉间型的 AAOCA 最常出现上述情况，其他 4 种走行类型的 AAOCA 极少有发生猝死的报道。

2.2　临床表现

AAOCA 患者可能长期无症状，存在冠状动脉缺血者出现的症状包括劳累或剧烈运动后的胸痛、晕厥。多达 38%～66% 的 AAOCA 患者猝死前从未出现过相关症状[3]。大动脉间走行的 AAOCA 中，ALCA 的猝死发生率高于 ARCA，为 1.8～4.7 倍[3]。

2.3　诊断学检查

2.3.1　心电图　怀疑 AAOCA 患者应常规行 12 导联心电图，筛查心肌缺血证据。高度怀疑时可采用运动负荷心电图。

2.3.2　超声心动图　超声心动图可以用于冠状动脉异常的初始筛查，优势在于快速和无创，并有助于评估心功能和其他合并畸形。推荐在胸骨旁主动脉根部短轴切面使用二维和彩色多普勒显示左、右冠状动脉的起源和近段走行，向上探查至升主动脉的组织、脏器近端，并通过胸骨旁长轴探查主动脉、肺动脉间有无冠状动脉走行。超声心动图对分辨壁内走行的冠状动脉段有较高的准确性，高于 CT 和造影[4]。年轻患者进行心脏相关的体检时，超声筛查应着重对冠状动脉起源和走行进行显示。经食管超声对于本病的诊断极有帮助，通过短轴切面观察冠状动脉走行，并通过彩色多普勒辨别有无显示冠状动脉狭窄。

2.3.3 冠状动脉CT造影

冠状动脉CT造影是AAOCA最重要的检查手段，可以完整展示冠状动脉的起始、走行、角度、狭窄，以及与大动脉、心肌的关系，在绝大多数情况下足以确诊。然而CT在分辨冠状动脉起始段壁内走行时不一定清楚，尤其是对于低龄患者，需要与超声心动图相互补充。

2.3.4 冠状动脉造影

在AAOCA中，由于冠状动脉开口变异，冠状动脉造影有一定的失败率和漏诊率。作为二维图像，冠状动脉造影不能很好地显示壁内走行。在具备超声和冠状动脉CT的条件下，冠状动脉造影一般不作为AAOCA的首选检查手段。

2.4 手术适应证及手术时机

AAOCA的手术适应证和时机尚有争议，尤其是对于无明显症状的患者。本共识认为以下情况应尽早外科手术治疗：①大动脉间走行的ALCA（ⅠB）；②大动脉间走行的ARCA，伴冠状动脉缺血证据（ⅠB）；③伴壁内走行的AAOCA（ⅠB）；④AAOCA存在晕厥、心绞痛等缺血症状者（ⅠB）。

其他解剖类型，如不合并冠状动脉狭窄，未出现缺血情况建议终身随访，如出现缺血症状则考虑干预。

2.5 手术方法

AAOCA具体手术方式的选择取决于冠状动脉形态和开口的位置。可经主动脉根部切开探查冠状动脉开口，进一步确认解剖类型、是否存在壁内走行、壁内段与窦管交界部的关系。绝大多数情况下不需要进行冠状动脉旁路移植。

2.5.1 冠状动脉去顶术

对于AAOCA壁内走行于窦管交界以上或附近时，适合采用冠状动脉去顶术，将壁内走行的主干从主动脉内剪开，目的是尽可能解除壁内段的狭窄，使该冠状动脉开口于正确的主动脉窦内（ⅠB）。

2.5.2 冠状动脉开孔术

部分患者AAOCA壁内走行位置较低，且冠状动脉壁内段位于窦管交界以下，行去顶术可能损伤主动脉瓣交界连合。因此，对于该类型的患者可在主动脉窦内侧和冠状动脉管腔间开孔，保证冠状动脉前向血流，也避免损伤主动脉瓣（ⅠB）。

2.5.3 肺动脉干移位

将肺动脉干切断，吻合至左肺动脉远端，可使肺动脉干移向左侧。必要时可使用LeCompte操作。这样可以确保肺动脉干与升主动脉间产生足够的距离，避免对主动脉和肺动脉之间走行的冠状动脉段的挤压。该方法可作为无壁内走行的AAOCA的治疗术式，也可以作为去顶术和开孔术的补充（ⅠB）。

2.5.4 其他术式

考虑到桥血管远期的通畅性，冠状动脉旁路移植不作为此类患者的优先术式（ⅡB）。

2.6 预后

AAOCA经手术治疗预后好，97%患者术后症状消失，心源性死亡率<1%[5-6]。

2.7 随访

AAOCA患者术后常规随访，复查心电图和超声心动图检查，如果显示冠状动脉血流良好，无缺血表现，可逐步恢复正常的体育运动。未行手术的AAOCA患者应终身随访，包括关注心肌缺血的相关症状，并定期行心电图和超声心动图检查。所有ALCA类型的患者即便不进行手术治疗，也应避免参加竞技运动（ⅠB）。

3 冠状动脉异常起源于肺动脉

3.1 定义和分型

ACAPA是指左冠状动脉或右冠状动脉

及其主要分支起源于肺动脉主干或分支肺动脉近端。临床上以左冠状动脉或其分支异常起源于肺动脉最多见（anomalous origin of the left coronary artery from the pulmonary artery，ALCAPA），又称 Bland-White-Garland 综合征，约占 90%[7-8]。右冠状动脉异常起源于肺动脉（anomalous origin of the right coronary artery from the pulmonary artery，ARCAPA）相对少见，文献多为病例报告，人群发病率约为 0.002%[9]，双冠状动脉均起源于肺动脉临床极其罕见，大多因心肌缺血，出生后即死亡。

　　ALCAPA 可分为婴儿型和成人型。婴儿型 ALCAPA 发病早，在新生儿期，由于肺动脉的高压力可以维持冠状动脉灌注，患者可无心肌缺血的表现。出生 6～8 周后，随着肺动脉阻力逐渐下降到正常水平，肺动脉压力不足以灌注心肌，此时如果没有足够的侧支循环形成，将导致心肌缺血和梗死，早期表现为气促、喘鸣、喂养困难等，患者活动或喂养后易出现面色苍白、多汗，严重者可出现短暂晕厥[10]。如不治疗，90% 患儿在 1 岁内死亡。婴儿型 ALCAPA 因心脏长大、收缩功能下降，易被误诊为心肌病。成人型 ALCAPA 往往偶有胸闷、气促、胸痛等不典型表现，主要原因为左、右冠状动脉之间存在大量代偿侧支，可存活至成年，但仍存在不同程度心肌缺血，80%～90% 患者存在猝死风险[11-13]。ALCAPA 大多单独存在，少数患者合并其他心脏畸形，如室间隔缺损、法洛四联症、主-肺动脉窗等。近年来随着心脏超声诊断及外科技术进步，ALCAPA 死亡率已下降至较低水平[14]。

　　ARCAPA 和 ALCAPA 的发病比例约为 1：10。在婴儿期症状不明显，大多数到老年才出现心肌缺血症状，少数患者猝死。

本共识基于 ALCAPA 进行讨论。

3.2　诊断学检查

3.2.1　心电图　心电图显示病理性 Q 波和 S-T 段抬高，左心室高电压提示左心室肥厚。

3.2.2　超声心动图　对于婴幼儿不明原因左心室显著扩大、收缩功能降低、二尖瓣反流等，应常规筛查冠状动脉起源。二维超声心动图常可见冠状动脉明显增粗，ACAPA，左心室明显增大和活动减弱，左心室舒张末期容积明显增加。彩色多普勒可见成人型 ALCAPA，冠状动脉之间粗大丰富侧支，异位冠状动脉内逆向血流，冠状动脉至肺动脉的异常血流，二尖瓣反流，部分成人型 ALCAPA 患者超声心动图检查左心室整体射血分数可以正常，但存在节段性的运动异常。部分患者的异位冠状动脉开口未开口于肺动脉窦内，而是位于肺动脉干，更容易被漏诊。

3.2.3　冠状动脉 CT 造影　冠状动脉 CT 造影是诊断 ALCAPA 的重要方法，可以明确冠状动脉走行、直径及侧支情况。对于超声心动图无法排除 ALCAPA 的情况，建议加做 CT。

3.2.4　心导管和造影　如果超声心动图和 CT 不能明确诊断，可以考虑心导管和造影。通常选择于主动脉根部或对侧冠状动脉注射造影剂。同期评估左心室舒张末期压力和肺毛细血管楔压等。

3.2.5　心脏磁共振　对于就诊年龄偏大的儿童或成人，可采用心脏磁共振扫描精确测定心室功能，并且显示心肌灌注情况和心肌纤维化程度，评估存活心肌的范围。

3.2.6　正电子发射断层成像检查　正电子发射断层成像（PET）检查可以辅助了解心肌存活情况，对于左心功能差、左心室射血分数值低的婴儿型患者尤为重要，如术前超声结果显示左心室射血分数＜30% 的患儿，可行 PET 检查。

3.3 手术指征和手术时机

ALCAPA 一经确诊，原则上均应尽早手术，重建冠状动脉，恢复双冠状动脉循环。

3.4 手术方式

根据具体的冠状动脉与肺动脉解剖，选择合适的手术方式。手术方式包括异位冠状动脉结扎、肺动脉内隧道术、大隐静脉和乳内动脉搭桥手术、左锁骨下动脉翻转吻合术、肺动脉内隧道术、冠状动脉移植重建术等。目前常用的是冠状动脉移植，此外肺动脉内隧道术也有一定应用。

3.4.1 冠状动脉移植
对于开口位于肺动脉右侧壁或后侧壁，或能够充分游离的左侧壁起源的情况，可直接行冠状动脉移植，多采用 6-0 或 7-0 聚丙烯缝线（普理灵 Everpoint 缝线）；对于异常冠状动脉 预期吻合后张力较大的，可利用肺动脉壁或心包延长重建冠状动脉，吻合至主动脉根部。绝大部分 ALCAPA 患者都可采用冠状动脉移植治疗（ⅠB）。

3.4.2 肺动脉内隧道术（Takeuchi 手术）
对于少部分成人型患者，异常冠状动脉开口于肺动脉左侧，且侧支丰富，行冠状动脉移植较为困难，也可使用自体的肺动脉壁组织建立内隧道。远期存在肺动脉狭窄、板障狭窄、板障漏等并发症的风险（ⅡB）。

3.4.3 二尖瓣反流处置
对于合并二尖瓣反流的 ALCAPA 患者，是否同期处理二尖瓣仍有争议[15]。婴儿型 ALCAPA 合并二尖瓣反流一般无须同期处理，绝大多数的二尖瓣反流随着 ALCAPA 矫治后会显著减少[16]。术后左心室功能改善后仍存在二尖瓣反流的患者，根据其程度，酌情处理；对于成人型 ALCAPA 合并中度及以上二尖瓣反流，目前认为同期需要外科手术干预，该型二尖瓣反流大多可通过二尖瓣成形予以修复[17-18]（ⅠB）。

3.4.4 室壁瘤
对于合并室壁瘤的 ACAPA 患者，一般同期处理室壁瘤（ⅠB）。

3.4.5 心肌保护
ALCAPA 术中心肌保护尤为重要。一般于转流前安置好左心房引流管，有效的左心室减压可避免心肌细胞缺血性改变；主动脉根部和肺动脉干同时阻断灌注心肌保护液，使得左、右冠状动脉均得到灌注，可以取得更好的心肌保护效果。必要时还可以术中适时经主动脉根部及左冠状动脉"纽扣"再次灌注（ⅠB）。

3.5 围手术期处理和并发症

3.5.1 低心排血量综合征
主要原因可能是术前左心室功能低下，其次为心肌缺血时间长、心肌保护不良等。如术前左心室射血分数 < 30%，术中应备体外膜肺氧合（ECMO）。

3.5.2 二尖瓣反流
多数患者在恢复双冠状动脉循环后，二尖瓣反流程度会较术前减轻；对于术后持续的中到重度二尖瓣反流，需要进一步外科干预。

3.5.3 冠状动脉扭曲或狭窄
如有明显心肌缺血表现，应行冠状动脉 CT 或导管造影，如果存在冠状动脉扭转狭窄等情况，需再次手术。

3.5.4 顽固性室性心律失常
如果出现术中顽固性的室性心律失常，需要考虑冠状动脉开口是否通畅，确认冠状动脉通畅的情况下考虑 ECMO 辅助。

3.6 预后

近年来随着围手术期诊疗技术的进步，ALCAPA 总体手术死亡率已降至 0～2.5%。影响患者预后的主要危险因素为术前左心室功能降低，术前合并二尖瓣中量以上反流[15]。婴儿型中，早期手术者比大龄儿童远期的二尖瓣功能和心功能更好，表明了早期诊断、早期治疗对改善预后的重要性[16]。

4 先天性冠状动脉瘘

4.1 定义和分型

先天性冠状动脉瘘是指冠状动脉与心腔或其他血管的异常交通。先天性冠状动脉瘘较为罕见，约占所有先天性心脏病的0.3%。近90%的冠状动脉瘘为单发。冠状动脉瘘可以起源于各支冠状动脉，其中起自右冠状动脉最多见，为50%～60%，其次为左前降支（25%～42%）、回旋支（18.3%），左、右冠状动脉同时受累者约5%。冠状动脉瘘常开口于右心系统，如右心房（19%～26%）、右心室（14%～40%）、肺动脉（15%～20%）和冠状窦（7%），也见于左心室（2%～19%）和左心房（5%～6%）[7]。

4.2 临床表现

71%患者于成年后出现症状，多数患者儿童时期没有明显症状，仅因发现心脏杂音就诊，或于影像学检查中偶然发现。常见症状为劳力性呼吸困难、双下肢水肿、乏力、纳差等。部分患者因冠状动脉窃血，而出现心绞痛。极少数患者表现为晕厥；约5%的患者发生感染性心内膜炎。瘘道内血栓形成虽然少见，但可引起急性心肌梗死和房性、室性心律失常。严重者可因室性心律失常导致死亡。冠状动脉瘘常见典型体征为心前区连续性杂音[19]。

4.3 诊断学检查

4.3.1 超声心动图 超声心动图是冠状动脉瘘的重要检查手段，可以发现受累冠状动脉异常增粗，瘘管走行迂曲，甚至形成冠状动脉瘤。彩色多普勒可显示瘘口处异常血流。复杂的冠状动脉瘘可加做经食管超

声进一步明确瘘口解剖。此外，还可通过超声心动图评价各房室大小和功能，评估容量负荷。

4.3.2 冠状动脉CT造影 CT可以明确显示左、右冠状动脉的全程走行和瘘口位置，通过三维重建可辨明瘘口位置形态和与周围结构的关系，辅助手术治疗决策。

4.3.3 心导管检查和造影 心导管检查可以通过计算Qp：Qs评估分流量的大小。选择性的冠状动脉造影可以显示冠状动脉和瘘管走行、瘘口位置、与侧支的关系。适合的病例可同期行介入治疗。

4.4 手术适应证及手术时机

有明显临床症状或影像提示存在显著分流、容量负荷过度的患者需要手术治疗。无症状的细小冠状动脉瘘（≤2 mm）、未造成相应心腔扩大、Qp：Qs＜1.3者可暂予观察。

4.5 手术方式

4.5.1 介入封堵 在患者外周血管条件允许的情况下，部分冠状动脉瘘可以通过经导管介入封堵治疗（ⅠB）。

4.5.2 外科手术 适用于：①年龄小但瘘口分流量大，需要尽早干预；②难以介入封堵的大型或复杂冠状动脉瘘；③合并其他需要外科同期解决的病变。部分冠状动脉瘘可在非体外循环下直接缝扎。需要在体外循环下手术的情况：①瘘管位置深，如位于左心房室沟、回旋支或右冠状动脉远端 等；②瘘口位于冠状动脉中段，适宜从心内或将冠状动脉切开对瘘口进行修补，以保留远端血供；③ 巨大动脉瘤需切除／成形；④合并其他需体外循环下矫治的病变（ⅠB）。

4.6 并发症和预后

外科手术死亡率约4%，主要危险因素为合并巨大动脉瘤。并发症包括血栓造成

心肌缺血及心肌梗死、残余瘘、瘘管再通、心律失常、冠状动脉的持续性扩张、冠状动脉远期狭窄/闭塞及脑卒中。总体来讲，冠状动脉瘘术后远期生存良好，症状改善明显，长期随访研究[20]未报道明显手术相关死亡和冠状动脉事件的发生。

4.7 随访

术后需长期随访，定期行超声心动图和心电图检查，观察是否存在瘘管再通、冠状动脉继续扩张和血栓形成等。

5 先天性心脏病术后的冠状动脉异常

5.1 定义、分型和临床表现

动脉调转、Ross 术或 Bentall 术后，3%～5% 的患者出现冠状动脉闭锁或严重狭窄。冠状动脉闭锁常发生在开口位置，可能和冠状动脉移植时冠状动脉打折、扭曲或过度牵拉有关[21-24]。冠状动脉严重狭窄或闭锁可导致患者出现远期心绞痛或猝死。

5.2 诊断学检查

在动脉调转或主动脉根部置换术后的儿童患者中，心肌灌注试验对于心肌缺血的评估至关重要[25]。此外，CT 造影对冠状动脉的评估有所帮助。尽管如此，冠状动脉造影仍然是诊断的金标准。

5.3 手术适应证及手术时机

对于前期手术中涉及有冠状动脉操作的患儿，心绞痛或活动受限需行冠状动脉影像学检查[26]，如果发现冠状动脉狭窄或闭塞，需要尽早干预。

5.4 手术方法

对于外科相关的冠状动脉扭曲、狭窄等情况，首先考虑重新调整冠状动脉"纽扣"位置，或使用自体组织行冠状动脉成形。大龄儿童考虑介入下冠状动脉球囊扩张或支架（ⅠB）；如不可行，原则上需行乳内动脉冠状动脉旁路移植手术（ⅠB）[27-28]。

5.5 预后

有报道[29]显示动脉调转术后远期生存的患者中，约 5% 发生冠状动脉狭窄，其中近一半的患者接受了介入治疗。无手术相关死亡及冠状动脉事件发生。6 年随访观察表明，所有患者冠状动脉均通畅，心肌灌注恢复。

5.6 随访

术后常规随访，复查心电图和超声心动图检查，关注患者症状恢复情况。

参考文献

[1] ANGELINI P. Coronary artery anomalies—current clinical issues：definitions，classification，incidence，clinical relevance，and treatment guide lines.Tex Heart Inst J，2002，29（4）：271-278.

[2] ANGELINI P，VELASCO J A，FLAMM S. Coronary anomalies：incidence，pathophysiology，and clinical relevance. Circulation，2002，105（20）：2449-2454.

[3] CHEEZUM M K，LIBERTHSON R R，SHAH N R，et al. Anomalous aortic origin of a coronary artery from the inappropriate sinus of valsalva.J Am Coll Cardiol，2017，69（12）：1592-1608.

[4] THANKAVEL P P，LEMLER M S，RAMACIOTTI C. Utility and importance of new echocardiographic screening methods in diagnosis of anomalous coronary origins in the pediatric population：assessment of quality improvement. Pediatr Cardiol，2015，36（1）：120-125.

[5] MAINWARING R D，REDDY V M，REINHARTZ O，et al. Surgical repair ofanomalous aortic origin of a coronary artery. Eur J Cardiothorac Surg，2014，46（1）：20-26.

[6] NGUYEN A L，HAAS F，EVENS J，et al. Sudden cardiac death after repair of anomalous origin

of left coronary artery from right sinus of valsalva with an interarterial course：Case report and review ofthe literature. Neth Heart J，2012，20（11）：463-471.

［7］DODGE-KHATAMI A，MAVROUDIS C，BACKER C L. Congenital Heart Surgery Nomenclature and Database Project：anomalies of thecoronary arteries. Ann Thorac Surg，2000，69（4 Suppl）：S270-S297.

［8］BLAND E F，WHITE P D，GARLAND G. Congenital anomalies of the coronary arteries：Report of an unusual case associated with cardiachypertrophy. Am Heart J，1933，8（6）：787-801.

［9］WILLIAMS I A，WILLIAMS W M，HELLENBRAND W E. Anomalous right coronary artery arising from the pulmonary artery：A report of 7 cases and a review of the literature. Am Heart J，2006，152（5）：1004，e9-e17.

［10］朱晓东，张宝仁. 冠状动脉异常起源于肺动脉. 汪曾炜，张宝仁. 心脏外科学. 北京：人民卫生出版社，2007：533-542.

［11］PEÑA E，NGUYEN E T，MERCHANT N，et al. ALCAPA syndrome：not just a pediatric disease. Radiographics，2009，29（2）：553-565.

［12］BERDJIS F，TAKAHASHI M，WELLS W J，et al. Anomalous left coronary artery from the pulmonary artery. Significance of intercoronary collaterals. J Thorac Cardiovasc Surg，1994，108（1）：17-20.

［13］ARCINIEGAS E，FAROOKI Z Q，HAKIMI M，et al. Management of anomalous left coronary artery from the pulmonary artery.Circulation，1980，62（2 Pt 2）：I180-I189.

［14］LANGE R，VOGT M，HÖRER J，et al. Long-term results of repair of anomalous origin of the left coronary artery from the pulmonaryartery. Ann Thorac Surg，2007，83（4）：1463-1471.

［15］LANGE R，CLEUZIOU J，KRANE M，et al. Long-term outcome after anomalous left coronary artery from the pulmonary artery repair：a 40-year single-centre experience. Eur J Cardiothorac Surg，2018，53（4）：732-739.

［16］SASIKUMAR D，DHARAN B S，ARUNAKUMAR P，et al. The outcome of mitral regurgitation after the repair of anomalous leftcoronary artery from the pulmonary artery in infants and older children.Interact Cardiovasc Thorac Surg，2018，27（2）：238-242.

［17］ALEXI-MESKISHVILI V，NASSERI B A，NORDMEYER S，et al. Repair of anomalous origin of the left coronary artery from the pulmonary artery in infants and children. J Thorac Cardiovasc Surg，2011，142（4）：868-874.

［18］COCHRANE A D，GOH T H，AUSTIN C，et al. Incipient left ventricular rupture complicating anomalous left coronary artery. Ann Thorac Surg，1999，67（1）：254-256.

［19］SAID S A，LAM J，VAN DER WERF T. Solitary coronary artery fistulas：a congenital anomaly in children and adults. A contemporary review. Congenit Heart Dis，2006，1（3）：63-76.

［20］HOLZER R，JOHNSON R，CIOTTI G，et al. Review of an institutional experience of coronary arterial fistulas in childhood set in context of review of the literature. Cardiol Young，2004，14（4）：380-385.

［21］SHENODA M，BARACK B M，TOGGART E，et al. Use of coronary computed tomography angiography to detect coronary ostial stenosis after Bentall procedure. J Cardiovasc Comput Tomogr，2009，3（5）：340-343.

［22］MILANO A D，PRATALI S，MECOZZI G，et al. Fate of coronary ostial anastomoses after the modified Bentall procedure. Ann Thorac Surg，2003，75（6）：1797-1801.

［23］BONHOEFFER P，BONNET D，PIÉCHAUD J F，et al. Coronary artery obstruction after the arterial switch operation for transposition of the great arteries in newborns. J Am Coll Cardiol，1997，29（1）：202-206.

［24］TANEL R E，WERNOVSKY G，LANDZBERG M J，et al. Coronaryartery abnormalities detected at cardiac catheterization following the arterial switch operation for transposition of the great arteries. Am J Cardiol，

1995，76（3）：153-157.

[25] OU P，MOUSSEAUX E，AZARINE A，et al. Detection of coronary complications after the arterial switch operation for transposition of the great arteries：first experience with multislice computed tomography in children. J Thorac Cardiovasc Surg，2006，131（3）：639-643.

[26] OZTUNÇ F，BARIŞ S，ADALETLI I，et al. Coronary events and anatomy after arterial switch operation for transposition of the great arteries：detection by 16-row multislice computed tomography angiography in pediatric patients. Cardiovasc Intervent Radiol，2009，32（2）：206-212.

[27] KAMPMANN C，KUROCZYNSKI W，TRÜBEL H，et al. Late results after PTCA for coronary stenosis after the arterial switch procedure for transposition of the great arteries. Ann Thorac Surg，2005，80（5）：1641-1646.

[28] EL-SEGAIER M，LUNDIN A，HOCHBERGS P，et al. Late coronary complications after arterial switch operation and their treatment.Catheter Cardiovasc Interv，2010，76（7）：1027-1032.

[29] RAISKY O，BERGOEND E，AGNOLETTI G，et al. Late coronary artery lesions after neonatal arterial switch operation：results of surgical coronary revascularization. Eur J Cardiothorac Surg，2007，31（5）：894-898.

【授权文章】安琪，李守军代表国家心血管病专家委员会先天性心脏病专业委员会. 先天性心脏病外科治疗中国专家共识（十二）：先天性冠状动脉异常. 中国胸心血管外科临床杂志，2020，27（12）：1375-1381. doi：10.7507/1007-4848.202008031

先天性心脏病外科治疗中国专家共识（十三）：先天性二尖瓣畸形

【关键词】 先天性心脏病；二尖瓣畸形；外科治疗；专家共识

先天性二尖瓣畸形（congenital mitral valve malformation，CMVM）是指二尖瓣复合体的瓣环及紧邻瓣环上区、瓣叶及联合部、腱索和乳头肌等结构存在的先天性病变，从而导致二尖瓣关闭不全和（或）狭窄，除外因心内膜垫发育异常引起的二尖瓣畸形。根据二尖瓣病变的病理和生理变化，通常将 CMVM 分为先天性二尖瓣关闭不全、先天性二尖瓣狭窄、先天性二尖瓣狭窄及关闭不全。该病是一种罕见的先天畸形，其发病率在活产儿中约为 0.005%[1]，并且绝大多数都合并有其他心内畸形[2]。

CMVM 的病因目前尚不明确，主要可能与胚胎发育异常有关。CMVM 多数会造成不同程度的左心负荷增加，如不进行治疗，最终将导致心功能不全甚至死亡。因此，CMVM 往往需要早期行手术矫治，但由于 CMVM 种类繁多，手术方法多种多样，临床许多医生对 CMVM 治疗中的各环节认识不足，对其分型、手术时机、方式等诸多方面尚存争议。目前国内外尚无 CMVM 的诊疗指南或共识发布。基于以上背景，专家委员会着手制定了 CMVM 外科诊疗的共识，以期促进我国小儿二尖瓣畸形的规范化诊疗。

1 方法与证据

本共识采用国际通用的 Delphi 程序，检索 PubMed、Medline、Cochrane Library、万方等数据库，收集国内外 1940 年 1 月至 2020 年 2 月关于 CMVM 的文献 6000 多篇，筛选较高质量文献作为证据。并就先天性二尖瓣诊疗中存在的多个争议，于 2015 年起多次召集全国小儿心脏外科及相关学科专家与会讨论，最终形成以下共识。

本共识推荐的级别：Ⅰa 级，基于高水平证据［严谨的 Meta 分析或随机对照试验（RCT）］，专家组有统一认识；Ⅰb 级，基于高水平证据（严谨的 Meta 分析或 RCT），专家组有小争议；Ⅱa 级，基于低水平证据，专家组有统一认识；Ⅱb 级，基于低水平证据，专家组无统一认识，但争议不大；Ⅲ级，专家组存在较大争议。

通讯作者：莫绪明（Email：373728125@qq.com）、李守军（Email：drlishoujunfw@163.com）代表国家心血管病专家委员会先天性心脏病专业委员会
主笔专家：南京医科大学附属儿童医院 莫绪明、彭卫、杨玉忠
审稿专家：江西省儿童医院 明腾
　　　　　青岛市妇女儿童医院 陈瑞

2 二尖瓣畸形解剖分型

推荐级别：Ⅰb。

二尖瓣畸形分型包括功能分型（表13-1）和解剖分型（表13-2），解剖分型中先天性二尖瓣关闭不全的ⅢB型通常合并二尖瓣狭窄。临床上又根据是否合并心脏其他畸形，分为单纯型和复合型。临床上二尖瓣成形的目标和结果均是以功能为主，同时发现有些二尖瓣节段的病变并不一定导致瓣膜功能改变，而有些病变要纠正到解剖正常非常困难。即便纠正到解剖正常，其与瓣膜其他部分结构协同的效果也不一定会使瓣膜功能达到最佳，因此从临床角度，专家推荐二尖瓣畸形分型首选功能分型。

3 二尖瓣畸形的诊断

推荐级别：Ⅱa。

3.1 临床表现

（1）二尖瓣狭窄患儿最明显的特征之一是肺动脉高压和右心室压力升高。存在肺动脉高压的婴儿可能有发育停滞，通常Shone综合征或左心发育不良这类情况较为常见。孤立性结构性二尖瓣狭窄患儿则通常在出生后早期就会有很严重的症状。婴儿二尖瓣狭窄症状包括充血性心功能衰竭的所有常见症状，尤其是发育停滞。

（2）二尖瓣关闭不全使左心房压力升高，因此肺动脉压力也升高。但是二尖瓣关闭不全在造成右心室压力负荷的同时，也造成了左心室的容量负荷。即出现的是充血性心功能衰竭的常见症状，且无法与二尖瓣狭窄相鉴别。

3.2 辅助诊断

CMVM的诊断学检查包括心电图、胸部X线片、超声心动图、CT、MRI和心导管及造影检查，术前诊断CMVM的主要手

表 13-1　Carpentier 功能分型 [3]

先天性二尖瓣关闭不全	先天性二尖瓣狭窄
Ⅰ型　瓣叶活动正常	A 型　乳头肌正常
瓣环扩大	瓣环发育不良
瓣叶裂	乳头肌交界融合
瓣叶畸形	瓣上环
Ⅱ型　瓣叶活动过度	B 型　乳头肌异常
腱索断裂	吊床样二尖瓣
腱索过长	降落伞样二尖瓣
Ⅲ型　瓣叶活动受限	
ⅢA 型：	
乳头肌正常	
腱索缩短	
乳头肌融合	
ⅢB 型：	
乳头肌异常	
降落伞样二尖瓣	
吊床样二尖瓣	
乳头肌发育不良	

表 13-2　解剖节段分型 [2, 4]

先天性二尖瓣关闭不全	先天性二尖瓣狭窄
Ⅰ型　二尖瓣上病变	Ⅰ型　典型先天性二尖瓣狭窄
Ⅱ型　二尖瓣病变	Ⅱ型　二尖瓣发育不良
A 型：瓣环病变	Ⅲ型　瓣上环
B 型：瓣叶病变	Ⅳ型　降落伞样二尖瓣
Ⅲ型　二尖瓣下病变	
ⅢA 型：腱索异常	
ⅢB 型：乳头肌异常	

段是超声心动图。有时术中直视下才发现二尖瓣畸形。超声心动图可以观察到瓣叶、瓣上及瓣下结构的形态、瓣环大小、瓣膜的启闭运动，但是准确评估病因仍有局限性。

超声心动图评估二尖瓣畸形的方法很多，包括面积测量法、计算平均压力阶差、多普勒压力阶差减半时间（PHT）测算等，由于技术和现有研究资料的限制，多种定量评估成人二尖瓣畸形的可靠方法在用于先天性心脏病（先心病）患儿时却存在诸多不确定性，均有其不足而难以取得共同推荐。

3.2.1 二尖瓣关闭不全

先天性二尖瓣关闭不全多为二尖瓣器发育不良所致。超声心动图对于二尖瓣关闭不全程度的评估，需要综合考虑多个因素，包括瓣叶的形态、左心室的大小、反流束的血流汇聚、反流束宽度、反流束面积、甚至是反流频谱的形态等。专家推荐二尖瓣关闭不全的诊断可选择下列方法之一。

（1）二尖瓣关闭不全束面积与左心房面积的比值当左心房扩大时，反流束面积/左心房面积＜20%为轻度，20%～40%为中度，＞40%为重度。左心房无扩大时，评估标准可从严：＜25%为轻度，25%～50%为中度，＞50%为重度。

（2）二尖瓣关闭不全达到左心房的部位四腔心切面反流达到左心房二尖瓣口处为轻度，反流达到左心房中部为中度，反流达到左心房顶部为重度。

3.2.2 二尖瓣狭窄

先天性二尖瓣狭窄以降落伞二尖瓣最为严重，狭窄可在瓣叶、腱索及乳头肌等一个或多个水平，因此很难准确使用二维超声描画法测量瓣口面积。评估成年人二尖瓣狭窄时，通常以舒张期瓣口面积区分狭窄程度，正常成年人二尖瓣瓣口面积 $4 \sim 6 \, cm^2$，当瓣口面积 $1.5 \sim 2.0 \, cm^2$ 为轻度狭窄，$1.0 \sim 1.5 \, cm^2$ 为中度狭窄，＜ $1.0 \, cm^2$ 为重度狭窄。但儿童有其特殊性，使用舒张期瓣口面积狭窄程度判断准确性较差。因而，临床上通常对先天性二尖瓣狭窄程度的评估推荐使用平均跨瓣压

差[5]。轻度狭窄：舒张期血流平均跨瓣压差 $5 \sim 10 \, mmHg$；中度狭窄：舒张期血流平均跨瓣压差 $10 \sim 15 \, mmHg$；重度狭窄：舒张期血流平均跨瓣压差＞ $15 \, mmHg$。

对于瓣环发育不良的患儿（此类往往合并左心发育不良），有作者提出可以引入瓣环 Z 值区间来评价狭窄程度，但目前尚无高质量的科学研究做支撑。随着超声心动图技术的进步，心导管检查对评估二尖瓣畸形的作用越来越小，临床已较少使用，通常仅在超声心动图检查结果与临床特征不相符时才行心导管检查。

4 手术适应证

推荐级别：Ⅱa。

CMVM 的手术适应证一直存在争议，但因为儿童面临生长发育、不配合抗凝、妊娠等因素，因而外科治疗的原则是首选成形手术[6]，尽量避免或推迟换瓣手术。CMVM 手术的目的是恢复二尖瓣的功能，而非首先考虑建立正常的二尖瓣结构。同时需综合考虑二尖瓣关闭不全程度、反流对心功能的影响、二尖瓣病变的病理改变、临床起因和年龄因素。由于新生儿和婴幼儿二尖瓣组织脆弱，只有在严重的二尖瓣病变产生严重症状（如心力衰竭和发育不良）时才考虑手术，否则，建议手术推迟到 $2 \sim 3$ 岁。在较大的儿童中，症状严重、左心室增大、随访超声心动图显示左心室持续增大或肺动脉压升高是外科手术的主要适应证。

4.1 二尖瓣关闭不全

单纯二尖瓣关闭不全的患儿，专家建议手术适应证如下。

（1）轻度及以下反流者：可不必手术。

（2）轻中度反流者：单纯或原发的二尖

瓣关闭不全病变不影响心脏功能者，可观察保守治疗；对于合并其他先心病（原发或继发）者，可以在纠正其他先心病的同时，进行探查手术［如室间隔缺损（VSD）合并中度二尖瓣关闭不全］或观察治疗［如动脉导管未闭（PDA）合并二尖瓣关闭不全］。

（3）中度反流者：年龄较小（新生儿或小婴儿）且心功能良好者可保守治疗，对于保守治疗无效或心功能不全（Ⅱ～Ⅲ级以上）者建议手术治疗。

（4）重度反流者：特别是心功能不全（Ⅱ～Ⅲ级以上）或左心房进行性增大者应积极手术治疗。

（5）对于各种原因进行二尖瓣手术后再次出现的二尖瓣关闭不全，中度及以下反流不影响心功能者可以观察保守治疗，若中度反流且心功能不全（Ⅱ～Ⅲ级以上）者及中重度以上反流者需要再次手术治疗。

（6）对于以上达到二尖瓣外科手术指征且心功能严重低下者，可以运用心室辅助装置（VAD）或体外膜肺氧合（ECMO）作为治疗手段之一。

4.2　二尖瓣狭窄

单纯二尖瓣狭窄的患儿，专家建议手术适应证如下。

（1）轻中度狭窄者：建议内科保守治疗，但保守无效、心功能不全（Ⅱ～Ⅲ级以上）或左心房进行性增大者应积极行手术治疗。

（2）重度狭窄者：特别是左心房进行性增大者建议尽早手术治疗。

新生儿先天性二尖瓣狭窄者，由于瓣膜胶原组织发育不成熟，瓣膜组织脆嫩，手术时容易破损，尽量避免在新生儿期手术，如病情需要手术，建议手术尽量从简；球囊扩张失败或球囊扩张术后效果较差或出现严重反流者，应行外科治疗。

5　手术方式及手术技术

推荐级别：Ⅰb。

5.1　二尖瓣成形术

二尖瓣成形术包括瓣上环切除术、瓣环环缩术、瓣叶成形术和瓣下结构处理如腱索乳头肌成形术等。

5.1.1　二尖瓣狭窄成形术

（1）二尖瓣瓣上环：在切除的同时，需注意不能损伤瓣叶和瓣环，同时避免损伤心内膜。通常可以将异常隔膜与二尖瓣瓣叶组织及瓣环直接剥离；如果在瓣叶间存在有致密、增厚的纤维组织，虽然剥离操作较难实施，但细心操作，仍然可以将大部分隔膜组织切除[7-8]。需要重点注意的是交界区的隔膜应尽可能切除，以便有效地扩大二尖瓣开口的面积。

（1）二尖瓣交界融合：需行瓣叶交界切开。

（2）瓣叶增厚：可以采用锐性分离的手法，将异常的纤维组织从瓣叶上剥离开来，而此时瓣叶的游离缘往往增厚、卷曲，剥离时应格外小心。

（3）腱索短缩：需沿瓣叶边缘向下切开，最后切开融合的乳头肌或进行开窗，切除次级腱索，扩大腱索间空间，以缓解瓣下狭窄，增加瓣叶活动度。若伴反流，则行人工腱索固定交界游离缘，或自体心包行瓣叶加宽[9]。

（4）发育不良型的二尖瓣狭窄：大多会伴有左心发育不良，瓣膜修复往往也无法取得满意的结果，最终仍需要行瓣膜置换或单心室手术[10]。

（5）乳头肌和腱索的发育异常，如降落伞样和吊床样二尖瓣，是先天性二尖瓣狭窄的常见类型：腱索之间和乳头肌之间常常融合，切除其间的融合组织非常困难，通常需要锐性劈开腱索。经常会有多根乳头肌，合并异常的、短缩的、增厚的二级腱索，从而导致整个后叶活动受限。手术时要充分暴露这些附着的异常腱索并予切断，达到增加后半叶的活动度，有时需要同时补片扩大后瓣叶以增加瓣叶的对合面；可以同样的方法处理二尖瓣前叶的异常腱索增加前瓣叶的活动度。单组乳头肌通常需要劈开以扩大瓣口。

5.1.2 二尖瓣关闭不全成形术

二尖瓣关闭不全成形包括瓣环、瓣叶及瓣下结构成形。

5.1.2.1 二尖瓣瓣环环缩术 瓣环成形是二尖瓣成形术的基础之一，对于恢复瓣膜结构及功能、保护心脏功能、改善远期预后具有重要价值[11]。缺乏瓣环成形有导致二次手术的可能[12-13]。单纯的二尖瓣瓣环成形术主要适用于 Carpentier Ⅰ 型，即瓣叶形态、活动正常，仅存在瓣环扩大者。当合并有二尖瓣其他畸形时，联合应用可以加固或缩小瓣环，增加瓣叶的对合面积，减小缝线张力，加强修补的牢固性，对于预防术后二尖瓣关闭不全的复发，保证术后远期疗效，具有重要作用，但特别要注意瓣环成形应该结合瓣叶或腱索的综合成形，增加二尖瓣对合面积，效果可能更理想。儿童患者瓣环的扩大和变形主要发生在后瓣环，瓣环成形主要是二尖瓣瓣环环缩术，专家提出以下建议。

（1）小婴儿：宜优先行两侧交界环缩，如改良 Kay-Wooler 法和 Reed 法。

（2）年龄稍大患儿：可用 Prolene 线等行后瓣环环缩，如改良 Paneth 法和改良 DeVega 法，考虑到儿童的生长发育，后瓣环处的环缩一般不超 2/3 二尖瓣环[14-15]。

（3）大龄儿童：可选择人工环置入，但考虑到缝线和人工瓣环自身会造成瘢痕形成，限制瓣环增长和瓣叶活动，因此不推荐对婴幼儿采用人工瓣环进行瓣环环缩[16]。

（4）自体心包环：使用自体心包行瓣环环缩术 /Gore-tex 血管片是一种新的尝试，技术安全有效，能很好地保存二尖瓣瓣环的活动，结合其他成形技术，可取得良好近中期效果[17]，但自体心包因有形成瘢痕的危险，其远期疗效尚待进一步随访观察。

5.1.2.2 二尖瓣瓣叶成形术 二尖瓣瓣叶在二尖瓣装置中占有重要地位，瓣叶病变在二尖瓣装置中发病率相对较高，常见病变如瓣叶过长、瓣叶裂、瓣叶缺损、瓣膜孔洞、瓣叶发育不良等。专家提出以下建议。

（1）二尖瓣前叶裂：通常可以采用 Prolene 线等间断缝合或"8"字缝合，缝合时注意不要造成瓣膜变形。

（2）瓣叶缺损、瓣膜孔洞：可采用生物补片或自体心包缝合关闭。

（3）瓣叶发育不良造成二尖瓣关闭不全：可通过生物补片或自体心包对瓣叶进行补片修补[16]，目前更多是瓣叶加宽。

（4）二尖瓣脱垂：由于心脏小、手术暴露视野范围小、瓣膜组织脆嫩等特点，用于成人治疗瓣叶脱垂的外科技术如腱索转移、瓣体转移、瓣叶部分切除等均较难适合低龄儿童患者。考虑到儿童生长发育和二尖瓣结构的特点，对大龄儿童二尖瓣脱垂目前可行楔形切除术[18-19]。

（5）缘对缘技术：缘对缘技术是将脱垂最明显的瓣叶与对侧瓣叶相对应边缘进行吻合，形成人工双孔二尖瓣，该技术虽然一定程度上改变了瓣膜的几何形体[20-22]，但是术后长期随访发现对血流动力学、跨瓣压差等无明显影响，较少造成术后的二尖瓣狭窄[23]，有良好的远期结果[24-25]，可以作为一般成形方法效果不佳时的有效补充。

5.1.2.3　瓣下结构处理即腱索乳头肌成形术　二尖瓣腱索病变（腱索延长、断裂）是引起二尖瓣关闭不全的重要原因，在成人多使用腱索转移、人工腱索、腱索缩短等腱索成形技术治疗二尖瓣关闭不全，但这类技术均较难适合低龄儿童患者。

（1）腱索缩短术：对单纯腱索延长所致二尖瓣脱垂，常用的方法是腱索缩短，将乳头肌劈开，将腱索的过长部分折叠后埋入乳头肌内。但研究[26]显示单纯行腱索缩短术的患者，术后再发二尖瓣关闭不全率较高。

（2）腱索转移术：对二尖瓣前叶主腱断裂或由于先天性所致前叶边缘有一段腱索缺如区，成人或大龄儿童可用腱索转移法将附近的腱索移植于腱索缺如区。腱索转移的优点在于避免腱索长度选择带来的技术难题，直接选用正常自体腱索，成形效果良好[27-28]。

（3）人工腱索植入：最早在1991年由Zussa[29]开始使用，多用于二尖瓣前叶脱垂患者，人工腱索不会延长或断裂，对大龄儿童较为适用，其优点在于可根据实际情况决定植入腱索的数量、长度及植入位置，而如何选择新腱索的长度及固定方式、新腱索不能随着儿童生长是这项技术目前面临的难题。

5.1.3　二尖瓣狭窄合并关闭不全　对二尖瓣狭窄合并关闭不全行成形手术技术难度大，效果不满意，单纯一种手术方法往往很难达到理想的成形效果，多需要综合考虑并采用复合技术才能取得一定的成形效果。

5.2　二尖瓣置换术（推荐级别：Ⅱa）

对于儿童来说，二尖瓣成形术对90%的CMVM都有很好的疗效[30]。考虑到患儿生长发育的特点，人工植入的瓣膜不能与之同步增长，最终均会引起相对或绝对狭窄，需再次行换瓣手术；此外，儿童二尖瓣置换通常采用机械瓣，需要终生抗凝，儿童对终生服用抗凝药物很难配合，且对女性来说，对其将来的生育也会有一定影响；儿童由于瓣环较小、术前心功能不良和术后抗凝管理困难等，二尖瓣置换术有较高的手术并发症发生率和死亡率，而且年龄越小死亡率越高。因此，专家不建议将二尖瓣置换术作为儿童CMVM治疗的首选措施，通常仅对于严重的、难以修复的二尖瓣畸形患儿，经二尖瓣成形术无法实施或多种成形术后效果不满意时方行儿童二尖瓣置换术。由于生物瓣有较高的钙化失功率，通常建议选择机械瓣膜。年龄越小，二尖瓣置换越具挑战性，目前常采用烟囱式瓣膜置换、部分瓣缘缝合于左心房等方法。考虑儿童生长情况，亦有报道采用自体肺动脉瓣（Ross Ⅱ）二尖瓣置换，但手术难度大，操作时间长。

5.3　二尖瓣微创手术（推荐级别：Ⅱa）

虽然微创是近年来外科发展的趋势，机器人手术、电视胸腔镜手术、经皮介入等微创技术暂对大龄儿童可能有效，但由于儿童操作空间狭小、组织脆嫩等特点，同时机器人手术、电视胸腔镜辅助下二尖瓣手术等对术者的手术技巧、手术入路及手术适应证的要求都比较严格，因而较少适用于低龄儿童，特别是小婴儿。此外，近年来出现的MitraClip经皮二尖瓣缘对缘缝合技术，能明显减少二尖瓣关闭不全，且不引起二尖瓣狭窄[31]。有研究[32-33]报道将其成功运用于大龄儿童，并取得了良好的疗效，但是该技术的安全性和有效性尚需要进一步的临床研究证实。

二尖瓣球囊扩张可以减轻二尖瓣狭窄、改善临床症状，并延缓行二尖瓣置换术的进程[34-35]。作为一种微创手术方式，专家认为其可作为单纯先天性二尖瓣狭窄的治疗选择之一。但是对于严重的先天性二尖瓣狭窄，如降落伞样二尖瓣等，因球囊扩张本身有使腱索断裂、瓣叶撕裂等风险[36]，因此，目前极少临床应用。

6 成形效果评估及术后再干预

推荐级别：Ⅱb。

6.1 术中经食管超声和术中处理

对于 CMVM，术中无论注水实验对成形效果的判断如何，均应在心脏复跳脱离体外循环后再通过经食管超声评价其成形效果。

对于先天性二尖瓣关闭不全患儿，术中提示有中度或以上的反流，则必须再次手术[37-38]。对于二尖瓣关闭不全手术治疗后可能的新发狭窄（如瓣环环缩术后，缘对缘成形术后），建议参考前述二尖瓣狭窄的诊断分级，中重度狭窄者需积极再次手术。

对于先天性二尖瓣狭窄，术中探及重建的二尖瓣有效开口面积不应小于患儿体表面积对应的正常值的 90%[10, 39-40]。除外有效面积的比值，对于较小患儿的成形，还建议将术后经食管超声测得的跨二尖瓣平均压差作为评价二尖瓣狭窄手术矫治效果的指标之一。

6.2 术后再干预（推荐级别：Ⅱb）

（1）对于行二尖瓣成形术的患儿，瓣发育不良及手术医源性因素等均可导致远期效果不佳，需二次手术。

（1）部分患儿术后再次出现中度及以上二尖瓣关闭不全，可能会导致脱离呼吸机困难，严重影响患儿恢复，甚至出现溶血，此时往往需要再次成形手术[37]，甚至需要瓣膜置换。手术成形方式和置换瓣膜的选择也会影响再次手术的概率[41]。

（2）二尖瓣球囊扩张可以减轻二尖瓣狭窄、改善临床症状并延缓行二尖瓣置换术的进程，但因其会导致持续性狭窄或严重反流，许多患儿将需要多次手术。

7 手术效果

推荐级别：Ⅱb。

CMVM 的病种类型多，手术技术相对复杂，由于缺乏大样本多中心的前瞻性研究，没有一个令人信服的结果。但单中心研究结果显示，二尖瓣成形术能取得较好的疗效。如不合并其他复杂心内畸形，早期死亡率可以控制在 1%～2%，10 年和 20 年生存率可分别达 98% 和 94%，10～20 年免于再次手术率达 80%～90%[10, 16, 37-38, 42]。但是，如果是降落伞样二尖瓣、吊床样二尖瓣或 Shone 综合征等复杂的二尖瓣畸形，其预后往往不佳，需要多次手术成形二尖瓣，甚至需行二尖瓣置换，总体死亡率仍普遍较高[10, 43]。

参考文献

[1] MITCHELL S C，KORONES S B，BERENDES H W. Congenital heart diseasein 56，109 births. Incidence and natural history. Circulation，1971，43（3）：323-332.

[2] RUCKMAN R N，VAN PRAAGH R. Anatomic types of congenitall mitral stenosis：report of 49 autopsy cases with consideration of diagnosisand surgical implications. Am J Cardiol，1978，42：592-601.

[3] CARPENTIER A，BRANCHINI B，COUR J C，et al. Congenital malformations of the mitral valve in children. Pathology andsurgical treatment. J Thorac Cardiovasc Surg，1976，72：854-66.

[4] MITRUKA S N，LAMBERTI J J. Congenital heart surgery nomenclature and database project：mitral valve disease. Ann Thorac Surg，2000，69（4 suppl）：S123-S146.

[5] MOSS A J，ALLEN H D. Moss and Adams' heart disease in infants，children，and adolescents：including the fetus and young adult. JAMA Pediatrics，2012，150（7）：774.

[6] ZOGHBI W A，ADAMS D，BONOW R O，et al. Recommendations for noninvasive evaluation of native valvular regurgitation：A report from the American Society of Echocardiography developed in collaboration with the Society for Cardiovascular Magnetic Resonance. J Am Soc Echocardiogr，2017，30：303-371.

[7] LEPEZ L，COLAN S D，FORMMELT P C，et al. Recommendation for quanification methods during the performance of a pediatric echocardiogram：A report from a Pediatric Measurement Writing Group of the American Society of Echocardiography Pediatric and Congenital Heart Disease Council. J Am Soc Echocardiogr，2010，23：465-495.

[8] STELLIN G，PADALINO M，MILANESI O，et al. Repair of congenital mitral valve dysplasia in infants and children：is it always possible? Eur J Cardiothorac Surg，2000，18（1）：74-82.

[9] DELMO WALTER E M，KOMODA T，SINIAWSKI H，et al. Surgical reconstruction techniques for mitral valve insufficiency from lesions with restricted leaflet motion in infants and children. J Thorac Cardiovasc Surg，2012，143（4 Suppl）：S48-S53.

[10] DELMO WALTER E M，HETZER R. Repair for congenital mitral valve stenosis. Semin Thorac Cardiovasc Surg Pediatr Card Surg Annu，2018，21：46-57.

[11] NARDI P，PELLEGRINO A，SCAFURI A，et al. Survival and durability of mitral valve repair surgery for degenerative mitral valve disease. J Card Surg，2011，26（4）：360-366.

[12] PERIER P，STUMPF J，GOTZ C，et al. Valve repair for mitral regurgitation caused by isolated prolapse of the posterior leaflet.Ann Thorac Surg，1997，64（2）：445-450.

[13] WALSH M A，BENSON L N，DIPCHAND A I，et al. Surgical repair of the mitral walve in children with dilated cardiomyopathy and mitral regurgitation. Ann Thorac Surg，2008，85：2085-2088.

[14] 郑景浩，徐志伟，刘锦纷，等. 改良二尖瓣成形术治疗小儿二尖瓣关闭不全. 中华胸心血管外科杂志，2011，27（8）：459-461.

[15] 孙寒松，刘迎龙，萧明第，等. 婴幼儿二尖瓣关闭不全的成形术. 中华胸心血管外科杂志，1997，4：18-21.

[16] VIDA V L，ZANOTTO L，CARROZZINI M，et al. Repair techniques for mitral valve insufficiency in children. Semin Thorac Cardiovasc Surg Pediatr Card Surg Annu，2018，21：41-45.

[17] 史艺，亦桐，张雅娟，等. 婴幼儿单纯二尖瓣关闭不全的外科中期疗效分析. 中华小儿外科杂志，2018，39（3）：196-199.

[18] GAZONI L M，FEDORUK L M，KERN J A，et al. A simplified approach to degenerative disease：triangular resections of the mitral valve. Ann Thorac Surg，2007，83（5）：1658-1564.

[19] ALFIERI O，MAISAMO F，DE BONIS M，et al. The double-orifice technique in mitral valve repair：a simple solution for complex problems. J Thorac Cardiovasc Surg，2001，122（4）：674-681.

[20] ANDO M，TAKAHASHI Y. Durability of mitral valve repair performed before the age of 5 years. Circ J，2016，80（1）：124-129.

[21] VRICELLA LA，RAVEKES W A，ARBUSTINI E，et al. Simplified mitral valve repair in pediatric patients with connective tissue disorders. J Thorac Cardiovasc Surg，2017，53（2）：399-403.

[22] QUARTI A，D'ALFONSO A，COLANERI M，et al. Edge-to-edge technique：is it also useful in children? J Cardiovasc Med（Hagerstown），2009，10（11）：848-851.

[23] MAISANO F，REDAELLI A，PENNATI G，et al. The hemodynamic effects of double 2 orifice valve repair for mitral regurgitation：a 3D computational model. Eur J Cardio Thorac Surg，1999，15：419-425.

[24] 曹芳，莫绪明，陈俊，等. 小儿二尖瓣双孔成形术的随访研究. 中华胸心血管外科杂志，2017，33（8）：456-461.

[25] ZHANG G，ZHANG F，ZHU M，et al. Modified edge-to-edge technique for correction of congenital mitral regurgitation in infants andchildren. Ann Thorac Surg，2011，92（4）：e89-e91.

[26] PERRAULT L P，MOSKOWITZ A J，KRON I L，et al. Optimal surgical management of severe ischemic mitral regurgitation：to repair orreplace? J Thorac Cadiovasc Surg，2012，143：1396-1403.

[27] 甘辉立，张健群，王胜洵，等 . 腱索折叠与人工腱索矫治二尖瓣前瓣脱垂的比较分析 . 中华外科杂志，2008，46（22）：1727-1729.

[28] GILLINOV A M，COSGROVE D M. Chordal transfer for repair of anterior leaflet prolapse. Semin Thorac Cardiovasc Surg，2004，16（2）：169-173.

[29] ZUSSA C，POLESEL E，DA COL U，et al. Seven-year experience with chordal replacement with expanded polytetrafluoroethylene infloppy mitral valve. J Thorac Cardiovasc Surg，1994，108（1）：37-41.

[30] SURI R M，CLAVEL M A，SCHAFF H V，et al.Effect of recurrent mitral regurgitation following degenerative mitral valve repair：Long-term analysis of competing outcomes. J Am Coll Cardiol，2016，67（5）：488-498.

[31] MAISANO F，FRANZEN O，BALDUS S，et al. Percutaneous mitral valve interventions in the real world：early and 1-year results from the ACCESS-EU，aprospective，multicenter，nonrandomized post-approval study of the MitraClip therapy in Europe. J Am Coll Cardiol，2013，62（12）：1052-1061.

[32] JOFFE D C，JONES T K，REISMAN M，et al. Not for adults only：MitraClip use in a pediatric patient. Euro Intervention，2016，12（8）：e1065-e1070.

[33] GORENFLO M，KATUS H A，BEKEREDJIAN R. Successful MitraClip^{TM} implantation in a 15-year-old patient with multiple prior cardiacsurgeries. Cardiol Young，2013，23（4）：620-622.

[34] MCELHINNEY D B，SHERWOOD M C，KEANE J F，et al. Current management of severe congenital mitral stenosis：outcomes of transcatheter and surgical therapy in 108 infants and children.Circulation，2005，112（5）：707-714.

[35] SPEVAK P J，BASS J L，BEN-SHACHAR G，et al. Balloon angioplasty for congenital mitral stenosis. Am J Cardiol，1990，66（4）：472-476.

[36] SCHAVERIEN M V，FREEDOM R M，MCCRINDLE B W. Independent factors associated with outcomes of parachute mitral valve in 84 patients. Circulation，2004，109（19）：2309-2313.

[37] YAKUB M A，KRISHNA MOORTHY P S，SIVALINGAM S，et al. Contemporary long-term outcomes of an aggressive approach to mitral valve repair in children：is it effective and durable for both congenital and acquired mitral valve lesions? Eur J Cardiothorac Surg，2016，49（2）：553-560.

[38] KALFA D，VERGNAT M，LY M，et al. A standardized repair-oriented strategy for mitral insufficiency in infantsand children：midterm functional outcomes and predictors of adverse events. J Thorac Cardiovasc Surg，2014，148（4）：1459-1466.

[39] VANLOOZEN D，JENSEN M A，LUTIN W A，et al. Hammock mitral valve repair in infancy：operative steps toward a customized reconstruction after preoperative planning. World J Pediatr Congenit Heart Surg，2020，11（4）：NP213-NP216.

[40] ROWLATT U，RIMOLDI H，LEV M. Thequantitative anatomy of thenormal child's heart. Pediatr Clin North Am，1963，10：499-588.

[41] MARTIN E，DEL NIDO P J，NATHAN M. Technical performance scores are predictors of midterm mortality and reinterventions following congenital mitral valve repair. Eur J Cardiothorac Surg，2017，52（2）：218-224.

[42] CHAUVAUD S，FUZELLIER J F，HOUEL R，et al. Reconstructive surgery in congenital mitral valve insufficiency（Carpentier's techniques）：long-term results. J Thorac Cardiovasc Surg，1998，115：84-93.

[43] DELMO WALTER E M，KOMODA T，SINIAWSKI H，et al. Long-term surgicall outcome of mitral valve repair in infants and children with Shoe's anomaly. Eur J Cardiothorac Surg，2013，43：473-482.

【授权文章】莫绪明，李守军代表国家心血管病专家委员会先天性心脏病专业委员会 . 先天性心脏病外科治疗中国专家共识（十三）：先天性二尖瓣畸形 . 中国胸心血管外科临床杂志，2020，27（12）：1382-1388. doi：10.7507/1007-4848.202009069